和田秀樹が教える新・健康常識

60歳すぎたら血圧は下げなくていい

和田秀樹 著

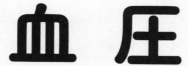

知ってましたか？

高齢になると
血圧は高めキープ
のほうが健康です！

血圧は活力の源です。
年齢を重ねるとともに
血圧が高くなるのは、
動脈硬化への適応現象。
薬で強引に
正常値まで下げていると、
ヨボヨボになるのが早まる
可能性があります

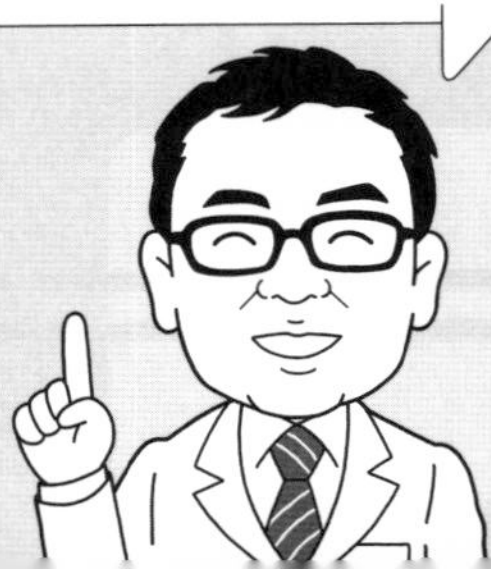

高齢世代の「血圧コントロール」の新常識

✔ 高齢期の高血圧を**あらゆる病気の元凶**であると敵視するのは筋違い！

✔ 「血圧を正常値まで下げる＝健康」ではない。高齢期の血圧は**ちょい高め**でキープするほうが健康

✔ 血圧を下げる薬の副作用で、いちばん注意すべきは**意欲や活力の低下**である

✓ 高齢期の血圧は**低すぎる**ときのほうが怖い！

薬で強引に下げるのは「要介護高齢者」への第一歩

✓ 高齢になってから**塩分制限**をしても、

死亡リスクはたった2％しか下がらない

✓ 減塩によるストレスや食欲低下が、

健康寿命を縮める可能性が指摘されている

✓ 肉食生活で**たんぱく質**をしっかり摂れば、

血管を丈夫にすることができる

✓ 高齢者から **食べる楽しみ** を奪ってはいけない！

濃い味が好きなら、無理に薄味にしなくてもいい

✓ 高齢者が食生活で大切にすべきは、 **カロリー、たんぱく質、品目数** の3つ

✓ 血圧コントロールで頼りにするべきは、医者の声ではなく **自分の体の声**

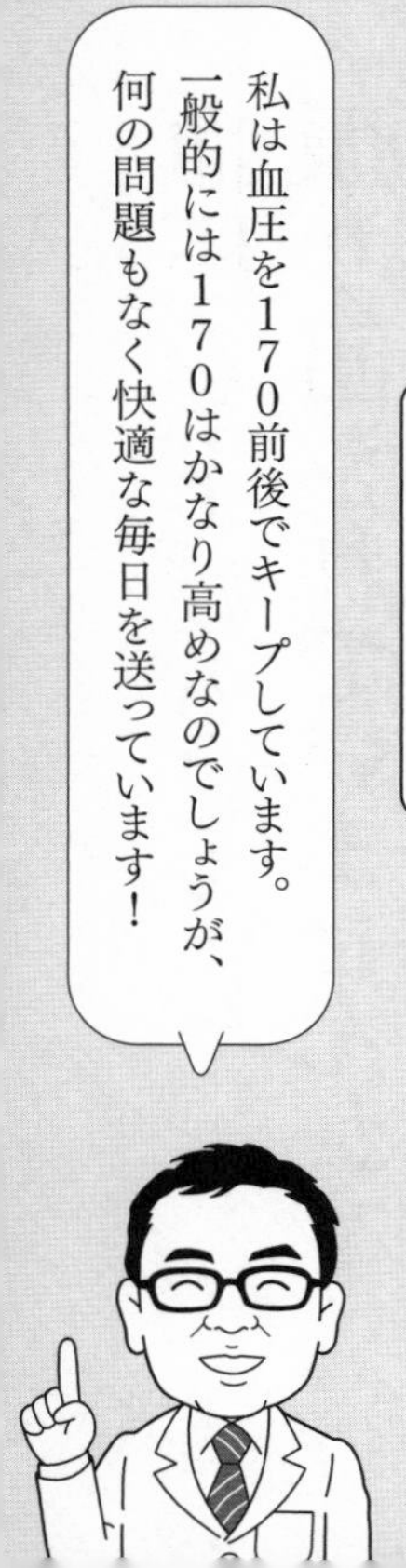
私は血圧を170前後でキープしています。一般的には170はかなり高めなのでしょうが、何の問題もなく快適な毎日を送っています！

はじめに

血圧を下げることに振り回されていませんか？

「血圧が高めですね……降圧剤を出しときましょうか。あと、塩分の摂りすぎにも気をつけてくださいね。高齢者の高血圧は危険です。脳卒中や心筋梗塞《しんきんこうそく》を起こしたらたいへんですから」

医者からこんなふうに促され、日々降圧剤を飲んだり塩分を控えたりしている人はたくさんいると思います。きっと多くの方は、脳卒中や心筋梗塞になるのはさすがに嫌だから、仕方なく医者の言うことを聞いて血圧を下げる薬を飲み、少しでも長生きしようとしているのではないでしょうか。

しかし――

本当にその道を選んでしまっていいのでしょうか。医者に言われるまま、薬で血圧を下げたり塩分を控えたりする生活へ移行してしまっていいのでしょうか。

いったいどうして、そんなことを言い出すのか。

それは、その道を選んだせいでかえって不本意な人生を送るハメになる可能性も少なくないからです。

そもそも、血圧を下げれば長生きできるという証拠はありません。後で述べますが、日本では血圧を薬で下げると死亡率が下がるということを示す大規模調査が行なわれていないのです。つまり、「薬を飲むほうが長生きの確率が高まる」という確かなデータがないまま、多くの人が降圧剤を飲まされていることになります。

しかも、高齢者の場合、血圧を薬で下げたり塩分制限をしたりすることによってこうむるデメリットも大きいのです。

世間であまり問題にされていないのが不思議なのですが、血圧を薬で無理に下げていると、頭がボーッとしたり体がだるくなったりすることが少なくありません。

血糖値を下げる薬やコレステロール値を下げる薬についても言えることですが、高齢者がこうした薬を常用していると、その副作用により意欲や活力が低下して、外に出るのが億劫《おっくう》になって家にこもりがちになります。そして、ひきこもるうちに脳や体の機能をてきめんに衰えさせてしまうケースが多いのです。
それに、塩分制限にもリスクがあって、減塩の味気ない食事が続くことで次第に食欲や食事量が落ち、それが栄養不足や気力・体力の低下へとつながっていくケースが目立ちます。

私は、30年以上高齢者医療に携わり、臨床医として数えきれないほどの高齢の患者さんを診てきました。その経験から言っても、血圧が多少高めでも薬を飲まずにキープしている患者さんには、目にギラギラとした光があって元気よくしゃべる傾向がありました。一方、降圧剤を飲んだり塩分制限をしたりしている患者さんには、目にあまり光がなく、ぼんやりとして口数も少なく、体の動きも重そうで、元気や活気が感じられない傾向がありました。

血圧は、体のすみずみに血液を送り届けるための力です。人間は基本的に、その力が強いほうがエネルギッシュに活動することができます。逆に、その力が弱すぎると、血液が脳や体に十分に行き渡らず、心身の活力が萎《な》えてしまい、エネルギッシュな活動ができなくなっていくのです。

もちろん、血圧が高すぎることで発生しやすくなるリスクがあることも事実です。ただ、わたしたちは、高めの血圧を薬で強引に下げることで発生するリスクがあるということもちゃんと知っておくべきでしょう。もしかしたら、人によっては「血圧を下げないことで発生するリスク」よりも「血圧を薬で下げることで発生するリスク」のほうが大きくなるかもしれないのです。

ですから、**高齢のみなさんは、医者に言われるまま、薬で血圧を**

下げたり、食事で塩分を控えたりする道を選んでしまっていいのかを、一度立ち止まってよく考えるべきでしょう。

血圧を無理に下げない道を選んでも、血圧を薬で下げる道を選んでも、どちらにしてもリスクはあります。だから、どっちのリスクを取ったほうが自分の生き方にプラスになるかをよく考えて、道を選ぶようにしていくべきなのです。

「血圧を正常値に下げること＝健康」ではない！

一応、事前にお断りしておきますが、私は「血圧を薬で下げる」という行為を全否定しているわけではありません。

上の血圧が２００㎜Hg以上あるような高血圧の場合は降圧剤で数

値を下げる必要があります。じつは、私もかつて血圧が220もあって、いまは薬を飲みつつ170くらいでコントロールしています。170でもまだかなり高いと思う方も多いでしょうが、その辺の諸事情については後で改めて紹介することにしましょう。

とにかく、私自身、血圧を下げる薬のお世話になっているわけであり、別に「血圧を薬で下げること」自体を否定しようというつもりはないのです。それに、血圧関係の学会や大学医学部の教授たちを相手取って、血圧を薬で下げたほうがいいか下げないほうがいいかの議論をふっかけるつもりも毛頭ありません。

ただ、**いまの日本の高血圧の医療体制はあまりに「薬を飲ませる方向」「塩分を制限させる方向」に偏り過ぎています**。また、患者サイドも、偏った医療体制に何の疑いも抱かず、医師の言葉に盲目的に従うのが当たり前の状態になってしまっています。

私は、そういった偏った医療が当たり前になっている状況に以前から大きな疑問を感じていました。それで、いまの高血圧を巡る医療体制が問題だらけであることを一般の方々にも知ってもらうべく、ひとりの医師として一石を投じているわけです。

とりわけ、私がいちばんおかしいと感じているのは、患者に選択肢が与えられていない点です。

これは血圧の数値だけでなく、血糖値やコレステロール値の医療についても言えることですが、医者たちは、これらの数値を薬で下げることに大きなリスクが潜んでいることを患者さんに説明しようとしません。薬で数値を下げるメリットばかりを話して、デメリットがあることについては触れようともしないのです。

きっと、患者さんの中には、頭がボーッとしたり元気や活力が低下したりする副作用があることを知らずに薬を飲み続け、みすみす脳や体の機能を落としてしまった人もいるでしょう。なかにはそれによって老化が進み、ヨボヨボ状態になるのが早まってしまった人もいるかもしれません。

これは、さすがにおかしいでしょう。

デメリットがあるのを隠したまま、メリットだけを伝えて患者を薬物治療に巻き込んでいくのは、私に言わせれば詐欺のようなもの。血圧を薬で下げることにさまざまなデメリットがあることを知っていれば、「じゃあ、薬を飲むのをやめておこうか」とか「薬を飲むにしても、基準値まで下げるのはよしておこうか」といった選択をする患者さんが出てきてもおかしくありません。しかし、現状では、患者はそういう選択肢があることすら提示されていないのです。

本書ではこれから、日本で行なわれている血圧の医療に対しさまざまな角度から切り込みつつ、みなさんにもちゃんと選択肢があることを示していきたいと思います。本書を読んでいただければ、道は決してひとつではないし、医者の勧める道が正解だとは限らないことがお分かりいただけるでしょう。

ただ、どの道を選択するかを最終的に決めるのはみなさん自身です。**日々の元気や活力を維持するために、血圧を無理に下げないほうの道を選ぶか、それとも、元気や活力を多少失ったとしても、日々我慢や摂生を続けて血圧を下げるほうの道を選ぶか**、そうした決断は、本書を読んだ後、みなさんご自身が決めてください。

いまはとても多くの方々が血圧の数値を下げることにばかり目を奪われて、血圧値に振り回されてしまっています。しかし、「血圧を正常値にすること＝健康」なのではありません。

ぜひみなさんは、単に「数値を下げればいい」というのではなく、本当の健康を実現するために何が必要なのかを見据えつつ血圧とつき合っていくようにしてください。そうすることによって、この先、みなさんの人生は大きく変わるはずです。

人生は誰しも一度きり。残りの人生を後悔なく幸せに生きていきたいなら、血圧に関しても悔いのない選択をすべきです。みなさんがそういう後悔のない道を選んでいくために、本書が少しでもお役に立てば幸甚です。

和田秀樹

目　次

プロローグ
知ってましたか？
高齢になると血圧は高めキープのほうが健康です！——2

はじめに
血圧を下げることに振り回されていませんか？——6

第1章
血圧は「下げればいい」というものではない！
薬での下げすぎが「元気のないヨボヨボの年寄り」をつくる

1　220あった血圧を140に下げたら大不調に陥って、170でキープしたら活力や気力が戻って快調に仕事ができるようになった！——24

2　「血圧の薬を飲むと頭がぼんやりする」という人は、もう「しょぼくれた元気のない年寄り」への道に入ってしまっている!?——32

3 降圧剤で血圧を下げるのは、「寝たきり老人」への第一歩なのかもしれない…… ——38
4 怖いのは、血圧の下げすぎ。頭がボーッとし、足元がフラついて、転倒骨折のリスクが高まる ——44
5 血圧を「正常値」まで下げようとがんばることで、逆に健康を手放している!? ——48
6 歳をとると血圧が上がるのは、動脈硬化への適応現象。無理に数値を下げようとするほうがよっぽど危ない！ ——52
7 高齢期の血圧は、「ちょい高め」でキープするほうが健康。「150〜170台」くらいなら問題なし！ ——60

第2章

高齢者が気をつけるべきは、「動脈硬化」よりも「フレイル」

高齢になったら
いままでの「健康常識」を
180度一変させよう

8 知ってました？ 薬で血圧を下げても6％の人は脳卒中になるし、薬で血圧を下げなくても90％の人は脳卒中にならない ―― 70
9 日本人の血管は、昔と違って血圧200くらいでも破れなくなっている！ ―― 76
10 そもそも日本には、「血圧の薬を飲んだほうが長生きできる」という証拠すらなかった…… ―― 84
11 どんなに健康に気をつけていても、歳をとれば誰だって動脈硬化になる ―― 92
12 動脈硬化とフレイル、どっちを防ぐほうが幸せに生きられるのか？ よく考えてみよう ―― 98
13 高齢になったら頭を180度切り替えて、健康常識の大転換をはかるべき！ ―― 104
14 「我慢・摂生コース」から「やりたい放題コース」に変えるタイミングは70代。60代は「体力や筋力が落ちた」と思ったときに変えるといい ―― 110

15
それでも動脈硬化が心配ならば、「心臓ドック」と「脳ドック」を受けなさい！——116

第3章

高齢者は「減塩」をがんばる必要ありません！

16
高齢者の場合、塩分を制限しても、死亡リスクはたった2％しか下がらない!?——122

17
血圧が高くても適度な塩分補給は必要。塩分を控えすぎて、「低ナトリウム血症」にでもなったらたいへん！——128

18
日本で脳卒中が激減したのは、「減塩のおかげ」ではなく、「栄養状態が改善したおかげ」だった！——132

19
日本はがんで死ぬ国。それなのに我慢や摂生のストレスで免疫力を下げて、「がんになりやすい道」をわざわざ選ぶのか……——138

健康のため、塩分を気にせず「美味しいもの」を食べよう

20 人は高齢になると、多くの塩分や糖分が必要になる。薄味の食事で我慢せず、「美味しいもの」「味の濃いもの」をどんどん満喫するべき！ ―― 146
21 肉食は健康長寿実現の「大きな分かれ道」。高血圧であっても、肉はしっかり食べよう！ ―― 152
22 味の濃いラーメン、スーパーのお惣菜、コンビニ弁当も積極的に食べるほうがいい ―― 160

第4章

薬に頼らず、血圧の数値に縛られず、「本当の健康」をつかむ！

「医者の声」よりも「自分の体の声」を信じなさい

23 高齢ドライバーの交通事故は、血圧や血糖値を下げる薬の副作用が招いている!? ―― 170
24 高齢者にとってクスリは大きなリスク。薬漬け医療が元気のない老人、ヨボヨボの老人を大量生産している ―― 176

25 降圧剤の副作用で頭がぼんやり……。
それが認知症と間違われるケースが増えている —— 180

26 血圧の正常範囲は、ひとりひとり違う。
自分の体に必要な適正値をキープするのが「本当の血圧コントロール」 —— 186

27 快適に過ごせる血圧はどれくらいなのか、
「自分のベスト血圧」の目安を知っておこう！ —— 194

28 10年15年経てば医療技術が進んで、
動脈硬化なんてパパッと治せるようになる!? —— 202

29 血圧の数値に捉われて我慢を続ける日々が
「幸せな長生き」につながるのか？ もう一度冷静になって考えてみよう —— 206

30 血圧とのつき合い方を考えることは、
自分の残りの人生をどう生きるかを考えること。あなたの選択は？ —— 214

第1章

血圧は「下げればいい」というものではない！

薬での下げすぎが
「元気のない
ヨボヨボの年寄り」
をつくる

1

220あった血圧を
140に下げたら
大不調に陥って、
170でキープしたら
活力や気力が戻って
快調に仕事が
できるようになった！

最初に私自身の話をしましょう。

20年近く前から、私は血圧を測るといつも200㎜Hgを超えている状態でした。高いときだと220くらい。当時、私はまだ40代半ばでしたので、この年齢での血圧200超えは、普通に受診したら即刻降圧剤を出されるレベルでしょう。

でも、私は放っていました。高齢者医療に長く携わってきて、血圧が高めの患者さんのほうが元気なことを知っていましたし、昔と違って脳出血が激減していることも知っていたので、「別に血圧くらい高くたっていいや」とタカをくっていたのです。

そして、日々ワインをガンガン飲み、美味しいものを好きに食べ、ラーメンも頻繁に食べて汁まで全部飲み干していました。

もっとも、私が49歳のとき、旧知のコピーライターの方が心筋梗《しんきんこう》塞《そく》で急死され、それを機に「心筋梗塞で突然死するのはやはりまずかろう」と思うようになり、心臓ドックを受診しました。その結果、心臓に冠動脈の狭窄《きょうさく》はなかったものの、「血管年齢が90歳」だと告げられ、さらに「心肥大《しんひだい》」があることが判明しました。

心肥大は心臓の筋肉が分厚くなる病気です。心筋が内側に向けて厚くなってくるため心室が狭くなり、放っていると次第に血液をうまく送り出せなくなっていきます。これが心不全といわれる状態です。そして、心肥大が進むいちばんの原因が高血圧だとされているのです。

さすがの私も、49歳の若さで「血管年齢90歳&心肥大」という現実を突きつけられると、「とにかく血圧を下げろ」と言う担当医の言葉に従うしかありません。それで、降圧剤をもらい、220以上あった血圧を140の正常域まで下げることにしました。

ところが――

薬で血圧を140まで下げていると、ものすごく調子が悪くなるのです。頭は霞《かすみ》がかかったようにぼんやりしてフラフラするし、体も鉛が入ったように重だるくて動く気にならない。やる気も湧かず、集中力も続かず、当然、全然仕事がはかどらない……。それは、血圧を下げすぎたことによる副作用でした。私は医者としての活動以外にも、本を執筆したりテレビに出たりしてさかんに情報発信しているので、とくに頭がボーッとして働かないのには困り果てました。

そこで私は、血圧を140まで下げるのをやめ、薬の種類や量を調整して170前後でコントロールすることにしました。170くらいをキープしていれば、頭がぼんやりすることもなく、体がだるくなることもありません。すっきりと覚醒《かくせい》した状態で、旺盛《おうせい》な意欲や活力をもって仕事や生活に打ち込むことができたのです。

以来、私はずっと血圧を170前後で維持しています。一般的には170でもかなり高めなのでしょうが、おそらく私の脳や体に十分な血液を巡らせるには、これだけの圧が必要なのでしょう。

早死にか？ 長生きか？
自分自身の体を使った「人体実験」を実践中！

ただ、私の血圧問題はこれで一件落着かと思いきや、まだ先の展開がありました。60歳を超えた頃のある日、出張の帰途、飛行機を降りたとたん、私の胸がヒューヒューといい始めたのです。喘息《ぜんそく》のように息苦しく、私はたまらず病院に駆け込みました。

そして、心エコー検査を受けた結果、心不全であることが判明……。

かつて心肥大の診断を受けた際、肥大が進むと最終的に心不全に陥ることは聞いていました。いつかは来るかもと思ってはいたのですが、それが予想よりだいぶ早くやってきたわけです。

もっとも、心不全の治療には利尿剤の服用が有効であり、私の場合、これを飲めば、ほとんどいままでと変わらない生活ができることを経験しました。利尿剤を飲むとおしっこの量が増えるわけですが、尿を増やすことが血液量を少し減らすことにつながり、それで心臓の負担を軽減することができるのです。ただし、1時間に1度はトイレに行かないといけなくなりますが……。

いずれにせよ私は、いまのところかなりアクティブな生活を送ることができています。医療活動だけでなく、本を書いたり、取材を受けたり、動画をつくったり、テレビに出演したり……それに、歩くスピードは同年代の人よりも速いし、30メートル先の横断歩道の信号が青なら、猛ダッシュで走っていくこともできます。

また、相変わらずお酒もよく飲み、好きなものを好きに食べ、ラーメンを食べれば汁まで飲み干します。つまり、高血圧、心肥大、心不全の診断を受けていながらも、高めの血圧をキープしつつ、好き勝手に楽しい人生を送ることができているわけです。

もちろん、この先どうなるかは分かりません。私はいま63歳ですが、5年先、10年先は分からない。あっけなく早死にするかもしれませんし、意外にしぶとく長生きするかもしれません。

とにかく私は、血圧170で、酒も塩分も控えず、何の我慢も摂生もせずに毎日を送っています。言わば、大多数のお医者さんが

「やってはダメだよ」と言っていることをやりながら生きているわけで、こういう生き方をして私の寿命がこの先どうなるかは、自分の体を使った〝人体実験〟のようなものと考えています。

すなわち、私が長生きをすれば、「和田さんみたいに血圧高めで好き勝手に生きていても全然問題ないんだ」ということになるでしょうし、私が早死にをすれば、「やっぱり大多数のお医者さんが言うように、薬でちゃんと血圧を下げてお酒や塩分も控えなきゃダメなのね」ということになるかもしれません。

結果はどっちに転がるか分かりませんが、このまま自分の人生をかけた実験を続けていくつもりです。私にとっては、なかなか楽しい実験です。人生を実験だと思えば何だってできます。私の人体実験がどういう結果を生むか、楽しみにしていてください。

2

「血圧の薬を飲むと
頭がぼんやりする」
という人は、
もう「しょぼくれた
元気のない年寄り」への
道に入ってしまっている⁉

血圧を下げる薬にはさまざまな副作用があります。

体のだるさ、フラつき、めまい、頭痛、頭重感、動悸《どうき》、腎機能の低下……。こうした数ある副作用の中でも高齢者がいちばん注意すべき症状は何か、みなさんはご存じでしょうか。

それは**「意欲や活力の低下」**です。

きっと、〝えっ、そんな副作用あったの？〟と思う方も多いことでしょう。

ご存じないのも無理ありません。日本のほとんどの医者は、降圧剤服用による意欲や活力の低下を副作用と見なしていません。要は「日々元気がなくなってくる」ということなのですが、特に高齢者にはあまりに自然に、あまりに当たり前に起きてくる副作用なので、このことを問題視すらしていないのです。

しかし、私に言わせれば**「意欲や活力の低下」は、その人の老化や衰えを大きく加速させる重大問題**。とくに高齢者の場合、これが進むと〝致命的〟というくらいの状況を招きかねません。

そもそも、血圧というのは、脳や体に血液を十分に行き渡らせるための力です。その力を薬によって落とせば、以前よりも脳や体に血液が行き渡りにくくなり、酸素や栄養が届きにくくなります。では、酸素や栄養が脳や体に十分に届かないと、どういったことが起こるでしょう？

そう、頭がぼんやりしたり、体がだるくなったり、頭や体がフラフラしたりという症状が起こりがちになります。前の項目で述べたように、私の場合は220㎜Hgあった血圧を140の正常域まで下げたら、こういった副作用に見舞われました。

頭が働かなかったり体がだるかったりするのは、血圧が下がりすぎて、脳や体の出力エネルギーが落ち込んでしまったために起こること。そして、こうした脳や体が「力を出せない状況」が続くと、「何かをやろうとする意欲」や「何かをがんばろうとする活力」がてきめんに落ちてしまうのです。

私は、人間の老化や衰えは、意欲・活力の低下によって大きくスピードアップすると考えています。

意欲や活力は、人が脳や体をコンスタントに使い続けていくための燃料のようなもの。ところが、この意欲・活力という燃料が低下すると、人は燃料切れ、エネルギー切れになったように、頭も体も使わなくなっていきます。何かをしようとする気持ちが萎《な》え、ほんの数メートル先まで体を動かすのさえめんどうがるようになっていくのです。するとどうなるか。人体の機能は普段から使っていないとてきめんに低下するため、脳や体の衰えがグッと加速することになります。当然、高齢であれば、認知症、要介護、寝たきりのリスクも大きくなるでしょう。

実際、私は、高齢者医療の現場で、血圧の薬を飲み始めてから意欲や活力を低下させ、見違えるように衰えてしまった方々をたくさん見てきました。意欲や活力を失うと、みなさん目に光がなくなり、覇気が感じられず、話しかけても反応が薄く、体の動きも不安定でぎくしゃくとして、まるで萎《しお》れて枯れかけた植物のようにしょぼくれた状態になっていってしまうのです。

意欲や活力の低下は、血圧の薬だけでなく、血糖値の薬やコレステロール低下薬の服用によっても起こります。私は、こういった薬の安易な使用が、「しょぼくれた元気のない年寄り」を大量生産する大きな原因になっている気がして仕方ありません。

みなさんの中にもこういった薬を飲んでいる方が多いと思いますが、どうお感じでしょう。もし、薬を飲み始める前と比べて「頭がぼんやりするようになった」「体を動かすのがめんどうになった」「何かをがんばる気力がなくなった」「家にこもることが多くなった」といった心当たりがあるなら、意欲・活力が低下している可能性大。もしかしたら、「しょぼくれた元気のない年寄り」の道をもうだいぶ進んでしまっているかもしれません。

では、みなさんはその道をこのまま進んでしまっていいのでしょうか。日々の元気やエネルギーをこれ以上失いたくないなら、「薬の副作用」について一度ちゃんと考えてみるべきではないでしょうか。

3

降圧剤で
血圧を下げるのは、
「寝たきり老人」への
第一歩なのかもしれない……

降圧剤を服用している高齢者が意欲や活力を低下させてしまうと、外に出るのが億劫《おっくう》になり、家にこもりきりになるケースが少なくありません。

そして、これが往々にして〝致命的状況〟を招くことへとつながっていくのです。

いちばんの問題は、**不活発な生活によって筋肉が落ち、「サルコペニア」や「フレイル」のリスクが高まる**ことです。

家にこもるような不活発な生活を高齢者が長く続けていると、筋肉量と筋力の低下が急速に進み、「サルコペニア」と呼ばれる状態に陥ります。サルコペニアになると身体機能が大きく低下し、歩行が不安定になって転倒のリスクが高まります。転んだ拍子に骨折でもすれば、そのままベッドから離れられなくなるケースも少なくありません。

また、サルコペニアが悪化すると、日常的な身体活動を維持する力が全体的に弱まって、「フレイル」と呼ばれる衰弱状態に陥ります。言わば、寝たきり一歩手前のヨボヨボ状態。そして、このフレイルの先にはたいへん高い確率で「要介護」や「寝たきり」が待ち受けていることになります。

つまり、**降圧剤の副作用で意欲や活力が落ちたのが原因で不活発な生活をするようになり、それがサルコペニアやフレイルを引き起こして、ヨボヨボになる時期、寝たきりになる時期を早めることにつながっているかもしれない**のです。

ちゃんとした大規模調査が行なわれていないのであくまで推測ですが、もし、血圧が高めの患者さんを「降圧剤を飲んでいる人」と

「降圧剤を飲んでいない人」とに分けて、5年後10年後の死亡率を調べたとしたら、私は、そんなに差がないのではないかと思っています。あるいは、意欲や活力が落ちて不活発になる分、「降圧剤を使っている人のほうが要介護や寝たきりになる率が高い」という結果が出るかもしれません。

とにかく、血圧を下げる薬が高齢者の意欲や活力を低下させてしまいやすいのは事実なので、「降圧剤を飲むか飲まないかの選択」が、要介護や寝たきりへのなりやすさに影響しているという可能性は十分にあると思います。

なお、**私は、高齢者が心身の機能を衰えさせないために、何よりいちばん大事なのは「外に出て活動すること」だと考えています。**この「外に出て活動すること」を封じられると、人は階段を転げ落ちるように病み衰えていってしまうものなのです。

これに関しては「コロナ自粛」が証明してくれています。長期間の外出自粛を強いられる中、認知症や要介護、寝たきり状態になってしまった高齢者がどれだけいたことか……。

みんな政府や自治体の自粛要請を守って外出したり人に会ったりするのを控え、毎日刺激のない不活発な生活を強いられたせいで、みすみす筋肉を落とし、みすみす脳や体の機能を落としてヨボヨボに弱ってしまったわけです。

こうした「コロナが残した結果」を見れば、外に出ず、家にこもって不活発な生活を送ることが、高齢者にどれだけ〝致命的状況〟をもたらすかがお分かりでしょう。

ですから、高齢の方々は、こうした〝致命的状況〟をもたらす可能性のある要素は、なるべく排除していくほうがいいのではないでしょうか。

血圧を下げる薬も、血糖値やコレステロール値を下げる薬も、それが意欲や活力を下げて不活発な生活につながりやすいのであれば、「使用するかしないか」や「使用量をどれくらいにするか」といったことを慎重に検討したほうがいい。少なくとも、**医者に勧められるまま、副作用について何の疑問も持たずに薬を服用するのは止《よ》したほうがいい**でしょう。

もしかしたら、その副作用がみなさんの老後の人生の質を大きく左右するかもしれないのです。その「コトの重大さ」を考えれば、検討する価値は十分にあると思います。

4

怖いのは、血圧の下げすぎ。頭がボーッとし、足元がフラついて、転倒骨折のリスクが高まる

みなさんの中には「血圧なんて、降圧剤を飲んで数値を下げときゃいいんでしょ」くらいに考えている方もいるかもしれません。

しかし、その考え方は非常に危険です。

なぜなら、薬で血圧を下げすぎてしまうと、かなり危険な目に遭いかねないから。**血圧は「多少高い」くらいのときよりも、「低すぎ」のときのほうが怖い**と言ってもいいでしょう。

では、いったいどんな危険が降りかかるのか。

薬によって血圧が下がりすぎると、血液を脳へ十分に行き渡らせることができなくなり、頭がボーッとしたり、頭がクラッとして意識が遠のいたり、足元がフラフラしたりするようになります。薬で血糖値を下げすぎたときにも同様のことが起こりますが、高齢者にこうした症状が起きると転倒や骨折のトラブルにつながるためたいへん危険なのです。

たとえば、朝、布団から起き上がろうとしたときによろけて、倒れた拍子に骨折してしまったり、お風呂で立ち上がったときにフラついて足を滑らせ、手足を骨折してしまったり……。高齢の方々は骨がもろくなっているため、ちょっとした衝撃でも骨折してしまうケースが目立ちます。しかも、高齢期の骨折は入院につながることが多く、入院生活によって脳や体の機能の衰えが一気に進んでしまうケースも少なくありません。

また、外出先での転倒ではさらに危険度が増します。もし意識が朦朧《もうろう》として駅の階段やホームなどで転倒してしまったら、骨折どころでは済まない大事故になってしまうかもしれません。それに、車の運転中に頭がクラッとしたりしたら、自分の命だけでなく他人の命をも巻き込む大惨事になってしまうかもしれません。

後ほど改めて述べますが、私は、最近マスコミで何かと叩かれることの多い**高齢ドライバーの事故も、薬で血圧や血糖値を下げすぎた副作用が原因で発生している事例がかなりの割合を占めるのではないか**と考えています。

ですから、血圧を下げる薬を飲んでいるみなさんは、くれぐれも「下げすぎ」に注意を払っていかなくてはなりません。

そして、**降圧剤を使うからには、血圧を下げすぎることのないよう、薬の種類や量を調整してしっかりコントロールしていくべき**でしょう。「ただ、下げりゃあいい」なんて安易に考えていると、いつか自分の人生を大きく狂わせるようなとんでもない落とし穴にハマりかねないのです。

5

血圧を「正常値」まで下げようとがんばることで、逆に健康を手放している⁉

「まだ少し高いから、正常値になるまで下げなきゃ」——そういう思いで血圧の薬を飲んでいる方も多いと思います。

しかし、こうした行為は意味があるとは思えません。

そもそも、人が日々スムーズに活動をするためにどれくらいの血圧値が必要かは、かなりの個人差があります。血圧140㎜Hgがちょうどいい人もいれば、血圧150くらいあるほうが活動しやすい人もいます。私のように、血圧が170くらいあるほうがアクティブに活動できるという人間もいるのです。

人それぞれに、適正な血圧というものがあり、それを無視して下げすぎると、頭がぼんやりしたりフラついたりする「下げすぎトラブル」が起こりがちになります。たとえば、年齢75歳で血圧150くらいがいちばん調子よく体が動く人がいたとして、その人が17

0あった血圧を降圧剤で120まで下げたとしましょう。それは明らかに下げすぎ。適正の150より大幅に下げたことになり、こんなときに「下げすぎトラブル」が起こるのです。

もちろん既定の正常値が適正の人もいるでしょうが、既定の正常値より高いほうが調子よく動ける人も大勢います。そして、そういう人が「まだ高いから、正常値まで下げなきゃ」とがんばってしまうと、自分の適正血圧より下降して「下げすぎトラブル」に見舞われることになる……。つまり、**血圧を正常値にしようとがんばることで、逆に健康を手放している**というわけですね。

医者の多くは患者の個人差を無視して、「正常値まで下げましょう」とお決まりの言葉を言うだけ。なかには、患者の血圧が100まで下がっているのに、それでも降圧剤を飲ませ続けているような医者もいます。そんな医者の言うことを聞いていたら、いつ「下げすぎトラブル」に見舞われるか分かったものではありません。

とにかく、「血圧を正常値にすること＝健康」ではないのです。血圧だけでなく、血糖値やコレステロール値にも言えることですが、**「健康診断の数値が基準値内に収まっていれば健康」というわけではありません。**たとえ、数値が正常値内であっても、それで体の調子が悪かったりするなら、その値は自分の健康にとってふさわしい値ではないと思っておくべきでしょう。

だから、正常値に捉われたり、正常値に振り回されたりするのは無意味なこと。**血圧の薬というものは、血圧を正常値にするために飲むものではなく、自分の日々の活動状況にふさわしい適正血圧をキープして健康を実現するために飲むもの**なのです。

6

歳をとると
血圧が上がるのは、
動脈硬化への適応現象。
無理に数値を
下げようとするほうが
よっぽど危ない！

血圧は活力の源です。一般的に、血圧が高い人はエネルギッシュで、血圧が低い人は元気がなく弱々しい傾向があります。私の長年の臨床経験でも、血圧が高めの高齢者には意欲や活力に満ちた〝元気ハツラツ〟の人が目立っていました。

だから、**基本的に「血圧が高いこと」は、そう悪いことではない**のです。

では、なぜ世の医者たちはみんな口をそろえて「高血圧を放っておくな」「血圧が高いなら薬で下げろ」と言うのか。

それは、**「動脈硬化」のリスクが高くなる**からです。みなさんご存じのように、動脈硬化が進むと、心臓や脳の血管が衰えて心筋梗塞や脳卒中を起こす危険が高まります。これらは命を落とす可能性の高い怖い病気であるため、医者たちは「薬で血圧を落としておかないと、そのうち心筋梗塞や脳卒中を起こして死んじゃうよ」と言って患者を脅かすわけです。

しかし――

私は、「高齢者が必死になって動脈硬化を防ぐ必要があるのか」という点に関して、かなり疑問に感じています。

第2章でくわしく述べますが、昔と違って栄養状態が飛躍的によくなった現代では、日本人の血管は、血圧が多少高くても簡単には破れなくなってきています。

しかも、高齢者の場合、すでに動脈硬化がかなり進んでしまっている人がほとんどであり、フレイルやがんなど、他にも防がなければならない病気があるのにもかかわらず、いまさら動脈硬化予防に時間と労力をかける必要がどこにあるのかという点も気になります。

この先、健康で長生きをしていきたいなら、高齢者は動脈硬化予防で血圧を下げることに力を注ぐよりも、優先順位的にもっと他にやるべきことがたくさんあるはずです。

高齢期の高血圧は健康に害悪をもたらさない

それに、そもそも、**高齢になると血圧が上がってくるのは、「動脈硬化への適応現象」**なのです。

高齢になると誰でも動脈硬化が進んできて、血管が硬くなり血管の壁が厚くなって内径《ないけい》が狭くなってきます。硬く、狭くなった血管で、必要量の栄養や酸素を全身に行き渡らせるためには、強い圧をかけて血液を巡らせる必要があります。強い圧力で血液を送り出さないと、脳などの重要器官に栄養や酸素が行き渡らなくなってしまうわけですね。

つまり、年齢を重ねるとともに血圧が高くなってくるのは、動脈硬化という血管の老朽化に対抗する必要があるから。要するに、**血圧が高くなるのは、歳をとれば誰にでも普通に起こる自然現象であり、「病気」というよりも、古びてきた血管に体がなんとか適応しようとしている「生理現象」**なのです。

では、そういう観点で見て、高くなってきた血圧を降圧剤で下げる行為はどうなのか。加齢による血圧の上昇は、わたしたちの体が必要としている「自然な現象」であるわけですから、上がってきた血圧を薬の力で無理やり下げてしまうのは、ある意味、「自然の理」に反していることのように思えます。

実際、元気がなくなったり、頭が働かなくなったり、転びやすくなったりと、薬で強引に血圧を下げていると多くの問題が生じるわけであり、私は、あまりに血圧値が高すぎる場合を除き、極端に「自然の理」に逆らうようなことはしないほうが無難なのではないかと考えています。

もちろん、薬で血圧を下げる医療が必要な人もたくさんいます。必要な場合はちゃんと薬で下げなくてはならない。私自身、血圧を下げる薬のお世話になっているわけであり、降圧剤の使用を全否定するつもりはまったくありません。

しかし、現代では、盲目的に薬で血圧を下げている高齢者があまりに多すぎます。「歳をとると血圧が上がるのは自然な現象」であることも知らされないまま、「自然の理」に逆らって血圧を下げさせられている高齢者が多すぎるのです。

だから、そこは注意しておかなきゃならない。

繰り返しますが、血圧は人間の活力の源です。元気をもたらすエネルギーがこんこんと湧き出る泉のようなものです。

その活力の泉から水が湧き出す勢いは、歳とともに自然に増していきます。でも、いまの医療では、その泉の勢いを薬で完全に押さえつけてしまうのがセオリーになっているのです。果たして、それが正しい道なのでしょうか。

みなさんはどうお思いでしょう。

私はというと、ちょっと血圧が高めなくらいで誰も彼もが「活力の泉の勢い」を押さえつけてしまうようなことは必要ないし、むしろやらないほうがいいと思っています。

そもそも、**高齢期の高血圧を「あらゆる病気の元凶」であるかのように敵視するのは明らかに筋違い**です。

高齢期の高血圧は、（あまりに高い場合は別として）それほど健康に害悪をもたらしません。あくまで自然な適応現象として血圧が上がっているわけで、「多少高め」くらいなら放っておいても問題ないし、寿命にも影響はないのです。

〝そんなこと言って、血圧が高いのを放っておいて、心筋梗塞や脳卒中にでもなったら、いったいどうしてくれるんだ〟と怒られそうですが、心筋梗塞や脳卒中などの不安要素にどう向き合うべきかについては第2章でくわしく述べることにしましょう。

とにかくここでは、少し血圧が高いくらいでいちいち目くじらを立てる必要はないということを頭に留めておいてほしいと思います。

7

高齢期の血圧は、「ちょい高め」でキープするほうが健康。「150～170台」くらいなら問題なし！

先に紹介したように、私はかつて血圧が２２０㎜Hgもあり、いまは薬を飲みながら１７０くらいでコントロールしています。私にとっては、それくらい「高め」のほうが脳も体も調子よく動き、日々をアクティブに過ごせるのです。

自分自身がこういう状態だからというわけではないのですが、私は**歳をとってからは血圧は「ちょっと高め」くらいのほうがよい**と考えています。

血圧は、栄養や酸素などのエネルギー源を脳や体に行き渡らせるための力です。だから、少し高めくらいのほうが脳も体も調子よく動いて元気が出るのは、ある意味当たり前の話。私は講演やテレビなどで血圧値の話をするときも**「ちょっと高めにして、それで頭や体が調子よく動くんだったら、体の声に従ってその値をキープする**

ようにしていけばいい」と話しています。

では、いったい「ちょっと高め」とはどれくらいの血圧値を指すのか。

これに関しては、先述したように個人差が大きく、年齢によっても変わってくるので一概には言えません。140がちょうどいい人もいれば、160が合っている人もいます。

もっとも、私が長く勤めていた高齢者専門の浴風会病院が行なった調査では、血圧が130くらいの人と150くらいの人とでは死亡率に差がなく、血圧が180を超えると死亡率が高くなるという結果が出ています。ですから、高齢者であっても180以上はやっぱり高すぎるのかもしれません。

そういったデータを考え合わせると、**「多少高めでも、150台、**

１６０台、１７０台までならそんなに問題はない」「１８０を超えたらちょっと注意したほうがいい」ということになるのではないでしょうか。まあ、高齢になれば、血圧が高くなってくるのは当たり前なわけですから、「１５０～１７０台」で推移している分にはそんなに気にする必要はないでしょう。

なお、以前はよく「血圧は年齢＋90までは大丈夫」と言われていました。「60歳なら＋90で１５０」「70歳なら＋90で１６０」「80歳なら＋90で１７０」。まあ、それくらいならそんなに心配することはないという目安の話ですね。

私は、これは、若い人の場合も含めてわりと整合性がある目安だと思っています。ただ、90歳になると、かなり血管ももろくなっているでしょうし、＋90すると１８０になってしまうので、ちょっと気をつけたほうがいいかもしれません。

それと、これから「血圧ちょい高め」を試してみようという方々に、ひとつ留意しておいてほしい点があります。それは、脳に動脈瘤《りゅう》があると、血圧160くらいでも動脈瘤が破裂してくも膜下出血を起こす場合があるということ。だから、**脳動脈瘤がある方は「血圧は高めでいい」なんてのん気なことは言っていられません。**

脳動脈瘤があるかないかは、脳ドックを受ければ簡単に分かるので、**「血圧を高めに維持する」と決めた方は、あらかじめ脳ドックを受けて脳動脈瘤の有無をチェックして**おくといいでしょう。

血圧とのつき合い方次第で、老後の人生のコースがふたつに分かれる

いずれにしても、自分の血圧をどれくらいのレベルにキープしていくかは、これからの老後の人生のクオリティを大きく左右する問題だと思います。

コースは大きくふたつに分かれています。

ひとつは「お医者さんの言う通り、降圧剤でしっかり血圧を下げ、減塩もがんばって、我慢や摂生を続けながら低い血圧を維持していくコース」。もうひとつは「自分が活動しやすい〝ちょい高めの血圧値〟を見つけて、その値を維持しながら、残りの人生の時間を楽しんでいくコース」です。

どちらのコースを選ぶかはみなさんの自由です。

前者のコースを選んでも構いません。頭がぼんやりしたり体がだるくなったりして、次第に日々を生きる意欲や活力が失われていくかもしれませんが、それでも「自分は動脈硬化のリスクを少しでも減らしたいから、お医者さんの言う通りこっちのコースを選ぶ」という方もいることでしょう。そこはもう個々人の判断ですので、私が口を挟む筋合いではありません。

しかし、もし、単に長生きできればいいというだけじゃなく、残りの人生の時間を「シャキッとした頭」と「活発に動く体」をキープしながらアクティブに過ごしていきたいと思っているならば、後者のコースを選ぶべきでしょう。

人はそれぞれ、人生や生活において何を大切にするかの価値観が違います。

「たとえ元気のないヨボヨボに萎れた老人になったとしても、つつがなく平穏無事に生きていきたい」なら前者のコースを選べばいいし、「意欲や活力を失ってヨボヨボに萎れていくなんてまっぴらごめんだし、残りの人生、悔いを残さないよう毎日を活動的に生きていきたい」というなら後者のコースを選べばいい。どっちを取るかはみなさんの価値観に従って決めればいいことです。

ただ、これまで長年高齢の患者さんを診てきた医師としてひとつアドバイスをさせていただくなら、やはり**高齢のみなさんは「意欲や活力」をなるべく失わない道を選ぶほうが、より幸せな人生につながるのではないか**と思います。

意欲や活力があるかないかは、60代、70代、80代と年齢を重ねるに従って大きな意味を持つようになっていきます。人生は高齢になるにつれて思い通りにいかないことやうまくいかないことが多くなります。大きな病気に罹《かか》ったり入院や介護が必要になったりすることもあるかもしれません。そういうときに意欲や活力がちゃんと残っていると、人生に立ち塞《ふさ》がった壁をわりとスムーズに乗り越えていくことができるのです。

だから、「意欲・活力」という生きるエネルギーをなるべく縮小させないような道を選ぶほうがいい。これから先、みなさんが血圧とうまくつき合いながらよりよい人生を歩んでいくための、ひとつの参考にしてください。

第2章

高齢者が気をつけるべきは、「動脈硬化」よりも「フレイル」

高齢になったら
いままでの
「健康常識」を
180度
一変させよう

8

知ってました？
薬で血圧を下げても……
6％の人は
脳卒中になるし、
薬で血圧を下げなくても……
90％の人は
脳卒中にならない

ここで、高血圧と脳卒中に関する驚くべきデータを紹介しましょう。海外で行なわれた調査研究ですが、70代の血圧160㎜Hg以上の人々を対象として、脳卒中になる確率を6年間調べたところ、降圧剤で血圧を下げた人が6％、降圧剤で血圧を下げなかった人が10％という結果が出ました。

これを逆から見ると、薬で血圧を下げても6％の人は脳卒中になるし、薬で血圧を下げなくても90％の人は脳卒中にならないということになります。

みなさんは、この数字をどう思われるでしょう。

薬を飲まずに放っておいた人たちが脳卒中になる確率が10％、一生懸命薬を飲んだ人たちが脳卒中になる確率が6％ですから、降圧剤を飲めば10％のリスクを6％に下げられるということになります。

まあ、下がることは下がるのですが、**薬を飲んでもわずか4％しかリスクが下がらない**わけです。

4％の差となると、飲んでも飲まなくてもたいして変わらないと受け取る人もいるでしょう。そうなると、いろんな厄介な副作用を背負いながら、わざわざ薬を飲む必要があったのかと考えてしまう人も多いのではないでしょうか。

それに、どんなにまじめに薬を飲んでいても、6％の人は脳卒中を起こすのです。

たいていの患者は、医者から降圧剤を処方されたときに「薬を飲んでいれば、脳卒中にならない」と信じることでしょう。でも、薬を飲んでいても6％の人はなるわけです。

私は、これは「リフォーム詐欺」のようなものだと思っています。

医者というリフォーム業者は「いまのうちにリフォームしておかないと家が倒れますよ」「いまリフォームしておけば倒れませんよ」と言ってさかんにリフォームを勧めるわけです。しかし、リフォームすれば絶対に家が倒れないのかというと、そうとはいかず6％の家が倒れることになります。

もし、正直なリフォーム業者であれば、本来は、「この家はリフォームしなくても90％は倒れませんよ」「リフォームしても6％は倒れますよ」「これは10％のリスクを6％に減らすためのリフォームなんです」と話すべきでしょう。

でも、医者という悪徳リフォーム業者は、そんなことはひと言も話さずに、「いまリフォームしておかないとたいへんなことになりますよ」「いま降圧剤を飲んでおかないと脳卒中になりますよ」と言って強引に話を進めてしまうわけです。これは明らかに詐欺ではないでしょうか。

ここでいちばん問題なのは、医者と患者の間でインフォームド・コンセントがなされていない点です。医者は降圧剤を勧めるときに、「薬を飲んでも脳卒中になる人はなるけど、その確率は下がるので試してみますか」という話をしなければなりません。いまの高血圧医療では、そういう説明と合意のプロセスがきれいにすっ飛ばされてしまっているわけですね。

繰り返しますが、薬を飲んでも6％の人は脳卒中になるし、薬を飲まなくても90％の人は脳卒中にならないのです。そういうデータが明らかになっている中で、医者から勧められるまま、何の疑問も持たずに降圧剤使用を選択していいのでしょうか。

もちろん患者さんの中には「私は10％のリスクを6％に下げられるのなら、薬を飲むしどんな我慢もします」という人もいるかもしれません。それはその人の価値観なので問題ありません。一方、「薬を飲まなくても9割は問題ないんだったら、いろんな我慢までして薬を飲む価値はないのかもしれないな」といった考えを持った人もいるでしょう。そんな疑問を少しでもお持ちなら、薬とのつき合い方を考え直すべきかもしれません。

とにかく、**高血圧に関しては、医者が言ったことを守っていてもリスクがゼロになるわけではないし、医者が言ったことをまったく守らなくても9割方の人は元気でいられるのです**。少なくともわたしたちは、そこの部分にもう少しスポットライトを当てていくべきなのではないでしょうか。

9

日本人の血管は、昔と違って血圧200くらいでも破れなくなっている！

前の項目で脳卒中のデータを取り上げたので、ここで日本の脳卒中の状況について少しガイダンスしておきましょう。

そもそも「脳卒中」とは、「脳出血」「脳梗塞《のうこうそく》」「くも膜下出血」という3つの脳血管障害の総称です。これら3タイプをひと言で説明すると、脳出血は「脳の血管が破れて出血する疾患」、脳梗塞は「脳の血管が詰まる疾患」、くも膜下出血は「脳の血管にできた動脈瘤《りゅう》が破れて出血する疾患」ということになります。

脳卒中は1950年代から1980年初頭までは、日本人の死亡原因の1位でした。ところが、その後80年代から2000年代にかけて急速に減り、現在では死亡原因の4位にまで落ちています（1位がん、2位心疾患、3位肺炎）。

また、脳卒中が死亡原因のトップをひた走っていた昭和の頃は、血管が破れるタイプの脳出血が圧倒的に多く、大半を占めていました。ところが日本が経済成長して豊かになってくるとともに脳出血は急速に減り、いまでは血管が詰まる脳梗塞タイプが主流になっています。２０１５年の統計では、脳卒中全体のうち脳梗塞が約76％を占め、脳出血は18・5％にすぎません。

では、こうした脳卒中の変遷データからいったい何が読み取れるのでしょうか。

まず指摘できるのは、**「昔の日本人の血管はとてももろくて破れやすかった」**ということです。

戦後から１９６０年代までは、日本人の食生活は貧しく、たんぱく質が不足気味で栄養状態がよくありませんでした。そのため、血管ももろく、破れやすかったと考えられています。また、当時は労働環境や居住環境も悪く、冬などは寒風が吹き込んでくる中で働いたり寝起きしたりしている人もそうめずらしくありませんでした。そういう環境で日々暮らしていれば、当然血圧も上がりやすくなるでしょう。

すなわち、**昔は血管の耐久性が低かったうえに高血圧になりやすい条件がそろっていたため、ちょっと高めの圧がかかっただけで脳の血管が破れ、脳出血を起こしてしまう人が多かった**のです。当時は、血圧160㎜Hgくらいでも脳出血で倒れる人がめずらしくなかったと言いますから、ちょっと興奮したくらいでもたやすく破れてしまっていたのかもしれません。

しかし、いまは違います。戦後から昭和30〜40年代の頃の状況と比べると、**日本人の血管は驚くほど丈夫になっています。**現在では、

（私が5年間放っておいても平気だったように）血圧が200あったとしても血管が破れることはほぼありません。先述したように脳動脈瘤があると血圧160くらいでもくも膜下出血を起こすことがありますが、そうしたケースを除けば、多少血圧が高めなくらいで脳卒中を起こすような事態はもうなくなりつつあるのです。

そして、日本人の血管がここまで丈夫になった理由には、やはり栄養状態が格段によくなったことが挙げられます。つまり、**昔に比べて脳出血が大幅に減少したのも、食生活が向上して肉などのたんぱく質を豊富に摂れるようになったから。**血管の壁はコレステロールを材料としてできているのですが、**肉などからコレステロールをふんだんに摂れるようになったことで血管壁の強度が飛躍的に上がり、ちょっとやそっとの圧がかかったくらいでは破れないようになっ**

たと考えられるわけです。

「昭和脳卒中」のトラウマをいいかげんに振り払おう！

このように、脳卒中を巡る状況は、昔の日本といまの日本ではまったくと言っていいほど違っているのです。

ところが、これほど大きく変わっているのにもかかわらず、日本の医者たちは、「高めの血圧を放っておくと脳卒中で死んじゃうよ」「薬で血圧を下げておかないと脳卒中になるよ」と言って、相変わらず患者を脅かし続けているわけです。おそらく、そういう医者たちの頭は、「昭和30～40年代の脳卒中が死因のトップだった頃」のままストップしているのではないでしょうか。

また、昔のまま頭がストップしている人は、医者だけでなく、患者サイドにも多いと思います。いまの高齢者には昭和30～40年代に青春期を送った人が多く、当時は多くのお年寄りや壮年者が脳卒中で倒れていた時期と重なります。おそらく、親や親戚などを脳卒中で喪《うしな》った経験を持つ人も多いでしょう。そのため、いまの高齢者には「脳卒中＝死につながる怖ろしい病気」というイメージが頭にこびりついているのかもしれません。

言うなれば、**日本においては、医者にも患者にも「血圧160くらいでブチッと血管が切れてしまう『昭和脳卒中』の怖ろしいイメージ」がトラウマのように焼きついている**のです。そして、いまなおその「昭和脳卒中の幻影」に脅かされ続けている。最近、多少血圧が高めなくらいでオーバーに反応する人が多いのも、たぶんそんな背景が一因となっているのでしょう。

でも、もう時代は変わっているのです。脳卒中が日本人の死因のトップだった時代はすでに過去のもの。いいかげん、医者も患者も「昭和脳卒中のトラウマ」を振り払い、頭の中を現状に沿ったかたちにアップデートすべきではないでしょうか。

もちろん、脳卒中が怖い病気であること自体は、いまも変わりません。私は決して「脳卒中を軽視しろ」と言っているわけではありません。

ただ、いつまでも過去の幻影に縛られているのはよくない。**わたしたちは「血圧200でも血管が破れにくくなった時代」に生きている**のです。それをしっかり見据えたうえで、「いまの時代に合わせたかしこい血圧とのつき合い方」を目指すべきではないでしょうか。

10

そもそも日本には、「血圧の薬を飲んだほうが長生きできる」という証拠すらなかった……

いまの日本には、降圧剤を飲んでいる高齢の方々がたくさんいらっしゃいます。きっと、多くの方は「血圧の薬を飲んだほうが長生きにつながる」という思いで服用されているのでしょう。

しかし――

みなさんが飲んでいるその薬が、じつは「長生きできる証拠」がないものだとしたら、どう感じるでしょう。なかには、ショックを通り越して怒りを感じる方もいるかもしれませんね。

でも、それは現実なのです。

降圧剤だけでなく、血糖値やコレステロール値を下げる薬もそうですが、日本では、自国民を対象に「この薬を飲んだほうが死亡率が下がる」ということを調べた大規模研究が行なわれていません。

すなわち、**日本の多くの高齢者は「血圧を下げる薬を飲むほうが**

長生きの確率が高まる」という確かなデータがないまま、降圧剤を飲まされていることになります。

医療では、その薬が病気への罹患率《りかんりつ》を下げたり死亡率を下げたりする証拠を「エビデンス」と呼び、そもそも、その薬にエビデンスがあるかどうかを示すには、大規模調査研究を行なわなくてはなりません。何万もの人を薬を飲んだ群と飲まなかった群とに分け、何年もかけて追跡して罹患率や死亡率にどれくらいの差が現われたかを調べるのです。その結果、罹患率や死亡率を下げるデータが示されれば「エビデンスがある」と認められるわけです。こういったエビデンスに基づいて行なわれる医療は「エビデンス・ベースト・メディシン（EBM）」と呼ばれています。

ところが、日本では、こうした大規模調査研究がほとんど行なわれていないのです。つまり、降圧剤だけでなく、罹患率や死亡率を下げるというエビデンス（証拠）がちゃんと得られていない薬が普通に用いられているわけです。

では、多くの高齢者は、いったい何を根拠に薬を飲まされているのか。じつは、**日本で出回っている薬のエビデンスは、ほとんどがアメリカの大規模調査で得られたもの**。要するに、「アメリカ人には効果があるという結果が出たから、たぶん日本人にも効くだろう」という見込みで薬の使用が認められているのです。

しかし、アメリカ人と日本人とでは、人種的・体質的な違いがあるのはもちろん、食習慣や疾病構造が大きく違います。だから薬の認可には、国内での治験が必要とされます。アメリカは心血管障害で死ぬ人が多い国で、心筋梗塞で死ぬ人はがんで死ぬ人と同じくらいいます。そのため、製薬会社が大金を投じ、研究機関でいくつもの大規模調査が進められ、血圧や血糖値の薬の開発やエビデンスの獲得に躍起になっている面があります。

一方、日本は心筋梗塞で死ぬ人は少なく、死因のトップはがんで、心筋梗塞の10倍以上の命を奪っています。こうした疾病構造の違いがあるのにもかかわらず、アメリカで行なわれた大規模調査の結果を、そのまま日本人に当てはめて運用するのはいかがなものでしょう。私は、**アメリカ人に倣《なら》って降圧剤で血圧を下げることが、日本人の長生きにプラスに働く可能性は低いだろう**と考えています。

論文データが捏造された「ディオパン事件」を覚えていますか?

ただ、じつを言うと、日本でも過去に一度だけ、血圧の薬に関する大規模調査が行なわれたことがあります。

ディオパンという降圧剤の大規模臨床研究なのですが、この研究では信頼に足るだけの統計データが集まらず、なんと論文データの捏造《ねつぞう》事件が発覚しました。この「ディオパン事件」、新聞やテレビでも報道されたので、ご記憶の方も多いでしょう。

この事件では、製薬会社の社員が身分を隠して研究実験に参加していたり、製薬会社が大学側へ利益供与をしていたりといった問題も次々に発覚しました。こうした意識のレベルの低さは、本当に情けないものであり、まさに「エビデンスが聞いてあきれる」というものでしょう。

もっとも、このディオパン事件でいちばんに取り上げるべき問題は、**「欧米で効果が上がっている血圧の薬が、日本ではデータの改ざんを行なわざるを得ないほどに『結果が出なかった』」**ということではないでしょうか。先述したように、日本で流通している薬はほとんどがアメリカで行なわれた大規模調査をもとにしているため、いざ日本人を対象にして大規模調査を実施してみたら、(ディオパンと同じように) 思うような成績データが集まらないという可能性も十分に考えられます。

こういう調査研究は、やってみないことには分かりません。もし、日本人を対象にした大規模調査をやってみて、「罹患率や死亡率を下げる素晴らしいエビデンスが得られた」というのなら、私はもう何も口を出さないし異論も唱えません。

でも、肝心の大規模調査が行なわれていないのだから、疑わざるを得ないのです。エビデンスと呼ばれる証拠がないまま、「この薬を飲んで血圧を下げれば健康になるから飲みなさい」というのは、怪しげなカルト宗教が「このツボを持てば健康になるから買いなさい」と言うのと何ら変わりません。

とにかく、日本の医療界は、血圧の薬だけでなく、早く大規模調査を行なってきちんとしたエビデンスを取るべきだと私は考えます。ところが、いまのところ、調査をしようという学者も現われず、大規模調査が行なわれそうな気配はまったくありません。

かくしてわたしたちは、**医者から「これを飲めば長生きできる」と信じ込まされて、エビデンスのない薬を日々飲まされ続けている**わけです。おそらく、こういう裏事情を知ると、医者の勧める薬を飲むのが怖くなってくるのではないでしょうか。

11

どんなに健康に
気をつけていても、
歳をとれば
誰だって
動脈硬化になる

ここでちょっとみなさんに質問です。そもそも「血圧を下げなきゃいけない理由」って何なのでしょうか？

「そんなの決まっているさ、動脈硬化を防ぐためでしょ……心筋梗塞や脳卒中になるのは嫌だからね」――きっとそんなふうに答える方が多いと思います。

しかしみなさん、もし「血圧を下げれば動脈硬化にならない」と考えているとしたら、それは大きな誤解です。

動脈硬化のいちばんの促進因子は「加齢」です。これはすなわち、歳をとれば誰だって動脈硬化になるということ。どんなに血圧の数値に気をつけて完璧な健康管理をしていたとしても、高齢になれば動脈硬化が進むのは避けられないのです。

言ってみれば、動脈硬化が進むのは、歳をとって白髪やシワが増えてくるのと同じ老化現象。若づくりをしていても、60代になると白髪やシワが目立ち始め、70代、80代になれば、白髪やシワがどっと増えてきますよね。それと同じように、60代はもう動脈硬化が進み始めてますし、70代の過半数はだいぶ動脈硬化が進んでしまっている。80代ともなれば、ほとんど全員、動脈硬化が完成してしまっていると言っていいでしょう。

つまり、**高齢者の場合、降圧剤で血圧を下げて動脈硬化を予防しているつもりでも、すでにかなり動脈硬化が進んでしまっていて、あまり「予防の意味をなさない」ケースが多い**のです。

もちろん、歳をとってから血圧コントロールをして動脈硬化を防いでいく努力がまったく無駄なことだとは言いません。たぶん、動脈硬化の進行を少し遅らせるくらいの効果はあるでしょう。ただ、医学的に冷静に見ると「もうこんなに進んでしまっているのに、いまさら動脈硬化を予防していったいどれだけのメリットがあるの？」と考えてしまう面があるわけです。

私に言わせれば、高齢になってから動脈硬化を心配して血圧や血糖、コレステロールの数値で右往左往するのは、歳をとってシワだらけの顔になってから「シワ予防の美容クリーム」を塗るようなもの。まったく効果がないとまでは言いませんが、クリームを塗っても塗らなくてももうそんなに変わりませんよね。それなのに、いまさらそこまでシワを心配して防ぐ必要があるんですか？――そういう話と一緒なのです。

しかも、先に述べたように、血圧を下げる薬や、血糖値、コレステロール値を下げる薬には、頭や体の動きを鈍らせたり意欲や活力を低下させたりする副作用があります。だから、「血圧を下げなきゃ、血糖やコレステロールも下げなきゃ」と薬を服用して動脈硬化予防をがんばっている高齢者の場合、その日々のがんばりがかえって意欲や活力を奪うことにつながってしまっている可能性もあるわけです。果たして、そんな重大なデメリットを背負ってまでして、（すでに進んでしまっている）動脈硬化を防ぐ必要がどれだけあるのでしょうか。

はっきり言いましょう。

血圧を下げれば動脈硬化を防げるわけではありませんし、血圧を下げれば健康になれるわけでもありません。血圧を下げても下げなくても、歳をとれば動脈硬化は進みます。進んでしまってから予防をしたところでほとんどメリットはありません。

それに、高齢者が残りの人生を健康に生きていきたいなら、動脈硬化を防ぐよりも、もっと他にやるべきことがたくさんあるはずです。たとえば、しっかり食べたり動いたりして身体機能のキープにつとめ、フレイルや要介護を防いでいくことも大事ですし、ストレスをためすぎないようにつとめ、免疫力を高くキープしてがんを防いでいくことも大事になります。

ですから、**高齢者はいいかげん「血圧を下げて動脈硬化を防がなきゃ」という縛りから自分を解き放つべきでしょう**。もちろん、200mmHg超えなどあまりに血圧値が高い人や心筋梗塞や脳卒中の既《き》往《おう》がある人は、薬で血圧を下げて用心する必要はあります。しかし、そうでないのなら、**「自分が血圧を下げなきゃいけない理由」を、いま一度よく考えてみたほうがいい**のではないでしょうか。

12

動脈硬化とフレイル、どっちを防ぐほうが幸せに生きられるのか？よく考えてみよう

高齢者にとって、人生で残された時間はそう多くありません。あと5年、10年生きられるか、あるいはあと20年くらい生きられるか。いずれにしても、多くの人は、残された時間を健康で幸せに過ごしたいと願っていることでしょう。

では、その願いを叶えるために、いちばん優先的に取り組むべき健康面の課題は何でしょうか？

前の項目で述べたように、それは「動脈硬化を防ぐこと」ではありません。高齢者の場合、すでに動脈硬化が進んでしまっている人が多く、予防をがんばることで得られる利益はものすごく小さいと言わざるを得ないのです。

私は、**高齢者がイのいちばんに取り組むべき課題は、「フレイル」を防いでいくこと**だと思います。先にも述べたように（40ページ）、フレイルは身体機能や脳機能が低下して「要介護一歩手前のような状態」に衰弱してしまうことを指します。フレイルが進むと、心身衰弱のあまり日常生活をうまく遂行することができなくなり、転倒骨折や誤嚥性《ごえんせい》肺炎を起こすリスクが高まります。そして、骨折や肺炎で入院でもしようものなら、いっそう心身の機能が落ちてしまうことになるでしょう。さらに、その先には、体をろくに動かせないまま自分の命が細っていくのを眺めているしかないような失意の時間が待ち受けていることになります。

　ですから、高齢者はもう動脈硬化予防になどかまけていないで、とっととフレイル予防に乗り出すべきです。残りの人生で、動脈硬化を防ぐのとフレイルを防ぐのとでどっちを優先したほうが得かを考えれば、おのずと答えは見えてくるはず。すなわち**高齢者は、人**

生で取り組むべき健康の目標を「動脈硬化予防モード」から「フレイル予防モード」へと早めにシフトチェンジするほうがいいのです。

フレイルを予防するには、筋肉を落とさないことが重要なカギです。また、筋肉を落とさないためには、普段の生活で「しっかり食べること」と「しっかり活動すること」のふたつを怠りなく行なう姿勢が非常に大切になってきます。

高齢者には食が年々細ってしまう人が多いのですが、食事量が低下すると、体を動かすエネルギー源であるたんぱく質が不足して低栄養状態に陥りがちになります。低栄養状態になると、人の体は自らの筋肉を分解してたんぱく質不足を補おうとするため、てきめんに筋肉量が減ってしまうのです。なかには、体重がガクッと落ちててしまう人も少なくありません。すると、体力が落ち、身体機能が低下して、じわじわとフレイルが忍び寄ってくるようになる……。

そのため、**食に関しては、「食事量が減った」「食欲が落ちた」「低栄養である」「やせてきた」「体重が減った」といった傾向が、フレイルにつながる重大な危険信号**となります。

また、日々の不活発な生活も、高齢者の筋肉量低下を進ませる大きな原因となります。先にも触れましたが、意欲や活力が低下してひきこもりのような生活を長く続けていると、みるみる筋肉が落ちて体力や身体機能が衰えてしまうのです。そのため、**活動面に関しては、「家にこもるようになった」「体を動かすのが億劫《おっくう》になった」「外出したり人に会ったりするのがめんどうになった」といった傾向が、フレイルにつながる重大な危険信号**となります。

そして、高齢者がこういったフレイルの危険な落とし穴にハマらないためには、日々しっかり食べて、日々しっかり活動することを第一の目標にしなくてはならないのです。

そこでみなさん、考えてみてください。

もし、**血圧や血糖値のことを気にして食べたいものを我慢していたり、血圧や血糖の薬の副作用で意欲や活力を低下させてしまったりしていたら、このフレイル予防の目標をなかなか叶えられなくなってしまう**のではないでしょうか。

ですから、高齢者は過去の常識に囚われることなく、考え方や発想を大きく切り替えてフレイルを防いでいかなくてはなりません。残された人生の時間をより幸せなものにしたいなら、私は、その「切り替え」を行なうことこそが、まっ先にやるべき急務だと思います。

13

高齢になったら頭を180度切り替えて、健康常識の大転換をはかるべき！

「メタボになると生活習慣病リスクが増すからもっとやせなきゃ」
「カロリーの摂りすぎはよくないから気をつけなきゃ」
「血圧や血糖値が高めだからとにかく下げなきゃ」
「味が濃いものが好きだけど、血圧高めだから減塩しなきゃ」
「医者から出された薬は全部飲まなきゃ」

みなさんは若い頃から、こうした習慣が「健康のためにやったほうがいいこと」だと信じてきたのではないでしょうか。

たしかに、若い世代や中年世代は、多少こうしたことに気をつけたほうがいいでしょう。「メタボ」「肥満」「カロリー過多」「減塩」「高血圧」「高血糖」などは、いずれも動脈硬化を進行させるリスクとなります。人生半ばで脳卒中や心筋梗塞に見舞われたくないなら、こういうことに注意を払っておくに越したことはありません。

しかし、これはあくまで若者と中年世代対象の話です。

高齢者の場合はまったく話が違ってきます。歳をとって多少体力の衰えを感じるようになってきたら、これまで守ってきた健康常識はかなぐり捨てて、180度変わるくらいの大方針転換をはかったほうがいいのです。

先に述べたように、高齢者世代が気をつけるべきは「動脈硬化」よりも「フレイル」。だから、健康の目標を「動脈硬化予防モード」から「フレイル予防モード」へと転換して、考え方や行動をガラリと変えていきましょうというわけです。

では、具体的にどのように変えていくといいのか？――私は、高齢者世代が「健康のためにやったほうがいいこと」を、だいたい次のように考えています。

▼「メタボはもう気にしない。高齢者は低栄養を防ぐためにしっかり食べて太るほうがいい」

▼「高カロリー・高たんぱくの食べ物をしっかり摂って、エネルギーを確保したほうがいい」

▼「血圧、血糖値は下げすぎないように注意。ちょい高めくらいをキープする」

▼「濃い味のものが好きなら、減塩は必要ない」

▼「コレステロール値は高いほうが長生き。数値が高くても薬で下げる必要はない」

▼「肉食は毎日欠かさないようにする」

▼「高齢者にとって我慢や摂生は〝敵〟。
好きなものを好きに飲み食いしてOK」
▼「家にこもらず、なるべく外に出て活動する」
▼「薬は飲みすぎない。副作用に注意を払い、
種類や量は必要最低限にとどめる」

いかがでしょう。「本当に180度の大転換だな」と思った人も多いのではないでしょうか。

とにかく、高齢になったらつまらない我慢や摂生に力を注ぐよりも、しっかり食べ、しっかり活動し、血圧や血糖を少し高めにキープしつつ、旺盛な意欲や活力を維持していくほうがいい。そして、残りの人生の日々を楽しく幸せに生きられるような方向へ大きく舵を

切っていくほうがいいのです。

そのほうがフレイルを防ぐことにつながります。食べたいものを我慢して摂生するような生活をしていると、いつの間にか低栄養になって筋肉が落ち、身体能力が低下して、転倒骨折や肺炎に……というフレイルの悪循環サイクルに陥りがちです。

でも、日々好きなものを食べて、カロリーやたんぱく質をしっかり摂っていれば、栄養、体重、筋肉、体力をちゃんとキープすることができ、フレイルの悪循環に陥らずに済むのです。

ですから、ぜひみなさんも頭を切り替えて、健康常識の大転換をはかってみてください。これまで自分を縛っていた堅苦しい縄をふりほどいて、残りの人生を思い切り楽しめるようシフトチェンジをしていきましょう。

14

「我慢・摂生コース」から
「やりたい放題コース」に
変えるタイミングは70代。
60代は「体力や筋力が
落ちた」と思ったときに
変えるといい

食べたいものを食べ、飲みたいものを飲み、好きなことをやりながら日々を楽しく幸せに生きる――。

こういう書き方をすると、〝まさにやりたい放題だな〟と思う人もいるかもしれません。

でも、高齢者はそれでいいのです。

むしろ、高齢の時期は、長い人生の中で「やりたい放題」が許されるとても貴重な時間だと思うべきでしょう。

若い頃や中年の時期は、やれメタボに注意しろとか、やれカロリーは摂りすぎるなとか、あれこれと制限をかけられて我慢や摂生を強いられてきたわけですが、高齢になったら、そんなこと一切気にせず好きに羽を伸ばしていいのです。そう考えると、人の一生の中でも幸せな時期と言えるのかもしれませんね。

ただ、ひと口に高齢者と言っても60代から100歳オーバーまでかなりの幅があります。おそらく、健康常識を「フレイル予防&やりたい放題コース」に切り替えるタイミングはいつくらいがいいのか、迷う方もいるかもしれません。

その疑問にお答えしておくと、**70代になったらもうどんどん「やりたい放題コース」に入ってしまっていいでしょう。**

私はかつて『70歳が老化の分かれ道』（詩想社新書）という本を書いたことがあるのですが、このタイトルの通り、70代は「我慢・摂生コース」を行くか、「やりたい放題コース」を行くかの大きな分かれ道になると思います。つまり、いつまでも「我慢・摂生コース」を抜け出せずにいると、わりとすぐにフレイルにハマってしまいかねないのですが、早めに「フレイル予防&やりたい放題コース」に切り替えることができれば、心身を弱らせることなく、元気と活力のある日々をつくり出していくことが可能なのです。

ですから、70代になったらもう迷わず「やりたい放題」へと突き進んでいいでしょう。また、80代以上の方は言うまでもありません。80代になってからのコース変更は遅いくらいなので、できるだけ早く「やりたい放題」に方針転換をして、忍び寄ってくるフレイルの影を振り払っていくべきだと思います。

では、高齢と言っても比較的若めの60代はどうなのか。60代だと、まだ筋肉量や体力が維持されていることが多いので、それほどコース変更を急ぐ必要はないかもしれません。

しかし、なかには定年を機に家にこもるようになり、筋肉量が減って身体機能が著しく低下してしまうようなケースもあります。ですから、60代も油断は禁物。**60代の場合は、「このごろ体力がめっきり落ちた」「筋肉が落ちて足腰が弱った」「速く歩けなくなってきた」といったように、体の衰えを切実に実感し始めた頃合いで「フレイル予防&やりたい放題コース」へと転換するのがベスト**ではないでしょうか。

ちなみに、私はいま63歳ですが、すでに「やりたい放題」の道をかなりの勢いで驀進《ばくしん》しております。まだ体力の衰えも筋力の衰えも感じていないし、歩く速さにも自信があるので、多少フライング気味のスタートかもしれないのですが、自分の選んだ道にまったく後悔はありません。

先にも述べたように（28ページ）、私は「血圧高め、血糖値高めで、好き放題に生きる人生」を実験だと考えています。もしこれで私が健康なまま長生きをするようであれば、60代早々から動脈硬化予防をやめて「やりたい放題コース」にシフトしても問題ないという可能性が広がるかもしれません。

とにかく、「すでに加齢による動脈硬化が進んでいて、いまさら予防をしてもたいして意味がない」、なおかつ、「体力や筋肉量がじわじわ低下して、フレイルの影がちらつくようになってきた」という状況になったら、もう迷うことはありません。そうなったら「動脈硬化を防ぐこと」よりも「フレイルを防ぐこと」のほうがはるかに大事。すみやかにコースを切り替えて、「やりたい放題」の道を進むべきでしょう。少なくとも私は、そのコースを行くほうが人生の終盤を楽しく幸せなものにしていけると確信しています。

15

それでも動脈硬化が心配ならば、「心臓ドック」と「脳ドック」を受けなさい！

この章では「高齢者はいまさら動脈硬化を心配してもしょうがない。それよりもフレイル予防に力を注ぐべきだ」という話を中心に述べてきました。みなさんは「動脈硬化予防コース」を「フレイル予防コース」に切り替える決心がついたでしょうか。

もっとも、なかには「やっぱり心筋梗塞や脳卒中が怖くて、血圧や血糖値を気にしながら動脈硬化を防いでいく姿勢を捨てきれない」という方もいらっしゃるかもしれません。

その理由には納得がいきます。高齢者はすでに動脈硬化が進んでしまっているとはいえ、まったく予防をしないのは、心筋梗塞や脳卒中のリスクを野放しにするようなもの。「和田さんが勧めるように血圧を高めにキープして我慢や摂生とおさらばするのはいいけれど、もしそれで心筋梗塞や脳卒中になったらどうしよう……」という不安がふくらむのは仕方ないと思います。

では、いったいどうすればいいのか。

じつは、その答えはわりと簡単。**「心臓ドック」「脳ドック」を受診して、あらかじめ心筋梗塞や脳卒中のリスクを潰しておけばいい**のです。そうすれば、動脈硬化から来る突然死の不安を消し去ることができます。

ふたつのドックについて簡単に説明しておくと、心臓ドックでは心臓の冠動脈をつぶさに調べ、血管に「動脈硬化が進んで狭窄《きょうさく》した箇所」がないかどうかをチェックしていきます。それによって心筋梗塞発症のリスクを潰していくわけですね。また、チェックをしてもし危険な狭窄部分が発見されたなら、バルーンやステントを使って血管の通り道を広げる治療を受けることも可能。さらに、心肥大《しんひだい》や大動脈解離などの兆候がないかどうかもチェックすることができ、これらの検査により心臓系の病気の発症をトータル的に防いでいけることになります。

一方、脳ドックでは、脳のMRI画像を撮影し、脳の血管に異常はないか、脳動脈瘤がないかどうかなどをチェックしていきます。早期に動脈瘤を発見できれば、カテーテルなどを用いて予防の措置を取ることも可能です。先にも述べたように、脳の血管に動脈瘤があると、血圧160くらいでもくも膜下出血を起こすことがあるので、もし今後血圧を高めにキープしていくのであれば、事前に動脈瘤の有無を明らかにしておくことをおすすめします。

とにかく、**心臓ドックと脳ドックの両方を定期的に受けるようにしておけば、心筋梗塞、くも膜下出血をはじめ、突然死につながる**

可能性の高いほとんどの病気の発症を予防していくことができるのです。ただし、これらの予防の手技《しゅぎ》は医師の腕の差がかなり影響するようなので、それを事前に調べておくのが賢明でしょう。

こうした**大病のリスクさえ潰しておけば、もう怖れるものは何もありません**。みなさんは長年自分を縛ってきた「動脈硬化を防がなきゃ」というクサリから解き放たれることでしょう。

そうすれば、血圧が高めでも、血糖値やコレステロール値が高めでも、もう心配は要りません。日々高い意欲や活力をキープしつつ、「フレイル予防&やりたい放題」の道を進んでいくことができるはずです。そして、残りの人生を思い切り楽しむコースへとスムーズにシフトチェンジしていけるのではないでしょうか。

第3章

高齢者は「減塩」をがんばる必要ありません！

健康のため、塩分を気にせず「美味しいもの」を食べよう

16

高齢者の場合、塩分を制限しても、死亡リスクはたった2％しか下がらない⁉

みなさんは**「高齢になってから塩分制限をしても、たいして効果が上がらない」**ということをご存じでしょうか。

海外で行なわれた研究ですが、「塩分制限をしてどれくらい死亡リスクが減るか」を年齢世代ごとに調べたレポートがあります。これによると、若い世代は塩分制限が死亡リスクを減らすことにつながるものの、その効果は年齢が上がるとともに薄れていき、75～84歳の高齢者の場合、「たった2％しか死亡リスクが下がらなかった」ということが判明したのです。

この結果をみなさんはどう思うでしょう。

「ずっと食べたいものを我慢して減塩をがんばってきたのに、いままでの苦労は何だったのか……」

「2％しか効果がないいんだったら、塩分制限なんかやったってやらなくたって同じじゃないか」

　そんな声も聞こえてきそうですね。

　以前から日本は塩分摂取量にやかましく、近年は「病気予防や健康管理の意識が高い人なら、減塩をするのが当たり前」といった風潮になりつつあります。しょうゆやソースを料理にドバッとかけようものなら〝健康への意識の低い人〟と白い目で見られるような傾向もあり、きっと、濃い味が好きな人は、これまでずいぶんと肩身の狭い思いをしてきたのではないでしょうか。

　しかし、高齢の方々はもうそんな肩身の狭い思いはしなくていいでしょう。なにしろ、がんばって減塩をしても2％しか死亡リスクが下がらないのです。もちろんこの研究結果は、「減塩は必要ない」「塩分はたくさん摂っても構わない」ということを示すものではありません。ただ、少なくとも高齢者の場合は、これまでのように塩分量にいちいち神経質になる必要はないのではないでしょうか。

ちなみに、現代日本人の1日当たりの平均塩分摂取量は、男性が11g、女性が9・3gと言われています。一方、厚生労働省が推奨する1日の塩分摂取の目標値は、男性が7・5g未満、女性が6・5g未満。また、日本高血圧学会が定めている高血圧の人の1日の塩分摂取の目標値は6g未満です。

この目標を実現しようとすると、平均摂取量よりもかなり塩分を減らさなくてはならず、相当な我慢や摂生努力が必要になります。目標の数字をまじめに守って厳しい塩分制限をしようものなら、「あれも食べちゃダメ、これも控えなきゃダメ」とあれこれ細かく気を遣わねばならず、日々の食生活でかなりのストレスを抱えることになるでしょう。食のストレスは高齢者の免疫力を大きく引き落とすので、これによって感染症やがんなどへの罹患《りかん》リスクが高まってしまうかもしれません。

それに、日々厳しい減塩を行なっていると、食事が味気なさすぎて食欲が落ちてしまうケースが多く、これが食事量低下や低栄養を招く怖れもあります。先に紹介したように（98ページ）、高齢での食事量低下や低栄養はてきめんに筋肉量を低下させてしまうので、減塩による食欲低下がきっかけとなって、いずれサルコペニアやフレイルが進行してしまうとも限りません。

そのため、**最近では、減塩によるストレスや食欲低下が、健康寿命を縮める可能性も指摘され始めている**のです。つまり、健康を実現するための減塩活動が、もしかしたら高齢者には逆にマイナスに働いているかもしれないというわけです。

こうした仮説を裏づけるものとして、世界中のいろいろな国々のデータを集めて調べてみたら、1日の塩分量が10～15gの人がもっとも長生きをしていたという報告もあります。これが事実なら、日本人は減塩の必要はまったくなく、いまの平均塩分摂取量をキープするか、もうちょっとがんばって塩分を摂らなきゃいけないということになりますね。

だから、必ずしも「減塩＝善」とは限らないのです。**降圧剤の場合もそうですが、減塩の場合も、本当に必要なのかどうかを疑ってかかるほうがいい**。そして、医者や栄養士に盲目的に従っていると、かえって健康を崩すことになりかねないと知っておくべきでしょう。

17

血圧が高くても
適度な塩分補給は必要。

塩分を控えすぎて、

「低ナトリウム血症」

にでもなったらたいへん!

みなさんは無性にしょっぱいものが食べたくなるときがありませんか？　それは、体に塩分が足りていないというサイン。体が塩を欲しているのです。そういうときは、体の声に従って適度に塩分を補給しましょう。

たとえ血圧が高くても、塩分を我慢していてはいけません。塩分の不足は時として重大な不調やトラブルにつながります。とくに高齢者はちょっとしたことで塩分不足に陥ることが多く、十分に気をつけなくてはならないのです。

なぜ高齢者が塩分不足に注意すべきなのか、理由をざっと説明しておきましょう。

そもそも、塩分（ナトリウム）は人間に絶対に欠かせないミネラルのひとつ。ナトリウムは体内の水分バランスや細胞外液の浸透圧を調整維持するほか、神経の情報伝達や筋肉の動作などにも関わっています。心臓や筋肉がいつも通りに動くのも、体内においてナトリウムが常に一定濃度に保たれているおかげだと言っていいでしょう。

また、この体内ナトリウム濃度を一定に保ってコントロールをしているのが腎臓です。腎臓はナトリウムが多いときは尿とともに体外に排出し、ナトリウムが少ないときは血液内に回収して、量を適宜調節しているわけですね。ところが、この**腎臓の塩分コントロール機能は歳をとるとともに衰えてきて、高齢になると、体に必要な分のナトリウムまでが尿とともに排出されてしまうことが多くなる**のです。そして、体内のナトリウム濃度が大幅に下がってしまうことで起こりやすくなるのが**「低ナトリウム血症」**です。

低ナトリウム血症になると、身体動作や意思反応が緩慢になり、ひ

どくなると筋肉のけいれんや意識障害、錯乱などが発生します。体内で塩分が欠乏すると、人体機能の根幹が揺らぐほどの深刻な事態が発生すると思ったほうがいいでしょう。

なお、近年、高齢ドライバーによる暴走事故が話題に上ることが少なくありませんが、私は、運転中、薬で血圧や血糖値を下げすぎて頭がぼんやりしたり、塩分不足で低ナトリウム血症発作が起きて意識が飛んだりといったケースが、事故発生原因のかなりの割合を占めているのではないかと見ています。実際に降圧剤や糖尿病治療薬のほとんどは、運転注意薬に指定されています。

ですから、塩分の控えすぎは考えもの。世の人々はうるさいほどに減塩を勧めてきますが、高齢者の場合、過剰な塩分制限が怖ろしい事態につながりかねないことを覚えておくようにしてください。

18

日本で脳卒中が激減したのは、「減塩のおかげ」ではなく、「栄養状態が改善したおかげ」だった！

先にも述べたように（77ページ）、1950年代から1980年までの日本人の死亡原因の1位は脳卒中でした。それが現在は、脳卒中になる人が大幅に減り、死亡原因4位にまで下がっています。いったいなぜ、こんなにも脳卒中が減ったのか。

これは、一般的には「減塩運動がもたらした成果」だとされています。1960年代までは、日本の食生活はまだまだ貧しく、いま以上に塩分の多い食事を摂っていました。とくに東北などの雪深い地域では、みそ汁、漬物、塩引きの魚といったように塩気の多いものばかり摂っていて、当然、血圧も高く、脳卒中で倒れる人がたいへん多かったのです。つまり、こういった状況をなんとか改善しようということになり、国や自治体を挙げての減塩運動が始まって「塩分を控えろ」「血圧を下げろ」の大合唱となったわけです。

その後、減塩や薄味の習慣が一般庶民に浸透するとともに、脳卒中は減少へと向かっていきました。こうした流れからすれば、減塩運動が実を結んだかのように受け取れます。

しかし、私はちょっと違う見解を持っています。

脳卒中、とくに脳出血を引き起こす原因のひとつが栄養不足です。

昔の日本ではたんぱく質摂取量がたいへん不足していました。たんぱく質が極端に不足すると、血管は劣化したゴムホースのように弾力性が失われ、耐久性が落ちて破れやすくなります。それで、昭和30～40年代の日本では血圧１５０や１６０くらいでも血管が破れてしまい、脳出血が頻繁に発生していたのです。

ところが、その後の日本では食事の欧米化が急速に進み、肉や乳製品などのたんぱく質を多く摂取するようになりました。つまり、**栄**

養状態が改善してたんぱく質不足が解消したおかげで、日本人の血管が飛躍的に丈夫になったのです。

いまの人の血管は、血圧が200を超えていてもそう簡単には破れません。要するに、日本において脳卒中が激減したのは、「減塩のおかげ」ではなく、「栄養状態が改善したおかげ」だと——私はそう考えているのです。

ちなみに、栄養状態の改善が「日本人に多かった病気を減少させた」という例は他にも数多くあります。

もっとも代表的なのは「結核」でしょう。

戦後、結核が激減したのは、ストレプトマイシンという抗生物質が流通したおかげだと言われていますが、私はこれも違うと思っています。ストレプトマイシンは結核になってから使う薬であり、予防的に用いる薬ではありません。それに、ストレプトマイシンの使用が一般に広まる以前から結核は減り始めていたのです。

じつは、結核が減ったのは「脱脂粉乳」のおかげです。戦後、米軍によって脱脂粉乳が広く配られ、日本人の栄養状態はたんぱく質補給の面で大きく改善しました。これによる免疫力向上が結核を減少させることへとつながったわけですね。

このように、栄養状態の改善には、流行の病気を一気に減らすくらいのゲームチェンジャーの力があるのです。とりわけ、肉をはじめとしたたんぱく質には、体の組織や免疫を強化する大きな力があると言っていいでしょう。

これまで、わたしたち日本人は、高血圧という病気に対して、主に「薬で血圧を下げる」「減塩で血圧を下げる」といった方法で対処しようとしてきました。

でも、これからは、**「たんぱく質をしっかり摂って血管を丈夫にする」**という対処法も加えるべきなのではないでしょうか。血管の壁をつくる材料になるのはたんぱく質。だから、肉などを積極的に摂って血管を「強く太く」しておけば、多少血圧が高くても破れなくなるだろうという考え方です。

みなさんはどう思うでしょう。**少なくとも私は、減塩生活で食べたいものを我慢して高血圧に対処するよりも、肉食生活で血管を丈夫にして高血圧に対処していくほうが性に合います。それに何より、そのほうが食事も美味しいし、人生楽しいだろうなと思うのです。**

19

日本はがんで死ぬ国。
それなのに
我慢や摂生のストレスで
免疫力を下げて、
「がんになりやすい道」を
わざわざ選ぶのか……

人間は美味しいものを食べたとき、パーッと花が開いたように心を輝かせるものです。その感動に年齢は関係ありません。美味しく楽しい食事は若者も老人も笑顔にします。

ただ、あえて比較をすれば、食事を楽しみにする気持ちは老人のほうが大きいのかもしれません、老い先が短くなってくると、美味しいものに巡り合える機会も少なくなってくるわけであり、その分、三度三度の食事に期待する気持ちも大きくなってくるのではないでしょうか。

実際、老人ホームに入っているお年寄りは、食事をかなり楽しみにしているものです。他にあまり楽しみがないせいもあるかもしれませんが、食事の楽しみを生きる張り合いにしているような方々も決して少なくありません。

しかし、多くの老人ホームで出される食事は、ローカロリー、ローたんぱくで、塩分控えめ。１日の塩分量を６ｇ未満に抑えた味気ないものであることが少なくありません。みんな食事を楽しみにしているというのに、これじゃ、意気も上がりませんし、元気も出ませんよね。ホームの食事に不満を抱えるお年寄りの中には、子どもや孫にのりの佃煮を買ってこさせて、こっそりごはんにのせて食べている人もいると聞きます。

そもそも、**減塩生活をすると、多くの場合、食べたいものをこらえて我慢しなくてはなりません。その食のストレスが高齢者の心身に与えるマイナス影響は、わたしたちが想像するよりもはるかに大きい**と捉えるほうがいいでしょう。

たとえば、毎日薄味の味気ない食事ばかりを摂っていると、食べること自体がだんだんストレスになってきて、食欲が落ちたり食べることに興味を失ったりする場合もあります。先にも述べましたが（98ページ）、食欲が低下すると、筋肉量や体重が落ちてサルコペニアやフレイルに陥りがちになります。それに食べないことには元気が出ませんから、意欲や活力も低下します。そうなれば、家にひきこもりがちになっていっそう筋肉が落ち、運動機能が衰えて転倒骨折を起こしやすくなるでしょう。

つまり、お年寄りから食べる楽しみを奪ってしまうと、こういう問題が一気に起こりかねないわけです。

ですから、**高齢者の食事にストレスを与えるのは禁物。血圧が高くても、濃い味が好きなら無理に薄味にしなくてもいい。**なるべくストレスをかけず、自分の好きなものを美味しく楽しく食べて、その「食べる楽しみ」をできるだけ長く持ち続けられるようにしていくほうがいいのです。

我慢と摂生によるストレスが、免疫力を下げてがんを招き寄せる

それに、食事面で我慢や摂生を続けてストレスを抱え込んでいると、がんになる可能性も高まります。

高齢になってからのストレスは、免疫力を著しく下げることにつながります。日々食べたいものを我慢していたり、ちっとも美味しくないものやまずいものを食べていたりすると、そのストレスが原因でナチュラルキラー細胞（NK細胞）の活性がてきめんに減ってしまうのです。通常なら、NK細胞は体全体をパトロールして、がん

細胞や病原菌、ウイルスなどがいないかどうかを見張っています。そして、がん細胞やウイルスを見つけると、高い殺傷能力をもって直ちに退治するのです。言わば、NK細胞のシステムはわたしたちの体に自然に備わっている免疫機能なんですね。

ところが、高齢になって大きなストレスがかかると、NK細胞が減って免疫力が低下してしまう。がん細胞を発見・退治する力が落ちて、体のあちこちでがん細胞がのさばりやすくなってくるというわけです。

先にも述べたように（77ページ）、現在の日本人の死亡原因の1位はがんです。がんで死ぬ人は心筋梗塞で死ぬ人の10倍以上もいて、「日本はがんで死ぬ国」だと言ってもいいでしょう。

だから、本来ならば、高齢者ががんにならないようにするために、我慢とか摂生とか不快感とか、ストレスになることは極力回避しなくてはなりません。

しかし、日本の医療は、高齢者に対してまったく逆のことを行なっています。**減塩食による我慢や摂生はもちろん、血圧の薬を飲んだり血糖値の薬を飲んだりすることも、高齢者にはストレス負担となります**。とにかく、何かにつけて我慢したり摂生したりすることを求め、患者にストレスになることばかりを押しつけているのです。

これで免疫力が下がらないわけがありません。

はっきり言いましょう。こんなことをやって日々我慢ばかりしているから、がんになるのです。私の眼には、いまの医療はわざわざがんを招き寄せるために、高齢患者をストレス漬けにしているように見えることさえあります。実際、世界中の先進国で、がんで死ぬ人が増えているのは日本だけです。

ですから、わたしたちは、自分の身を自分で守っていかなくてはなりません。

「ヨボヨボに衰えてもいい、がんになってもいい。それでも自分はお医者さんの言葉を信じて我慢と摂生の道を選びます」と言うのなら、私は別に止めはしません。

でも、もしみなさんに「いったい何でわざわざ『がんになりやすい道』を行かなきゃならないんだ」というお気持ちが少しでもあるのであれば、私は**「我慢と摂生を捨てて、何でも好きなものを食べてストレスなく生きる道」**を行くことをお勧めします。

どちらの道を行くかは、みなさんご自身が決めること。ぜひ、後悔のない道を選ぶようにしてください。

20

人は高齢になると、
多くの塩分や糖分が
必要になる。
薄味の食事で我慢せず、
「美味しいもの」
「味の濃いもの」を
どんどん満喫するべき！

高齢になると、人はより味の濃いものを欲するようになる傾向があります。

同居の家族がおじいちゃんおばあちゃんの健康を考えて薄味の食事をつくっても、当人たちが「味が薄い」と言って自分でしょうゆをかけたり塩を振ったりしてしまう……。そういうケースもけっこう多いようです。

なお、高齢者がより塩辛いものや甘いものを欲するようになるのには、れっきとした理由があります。じつは、動脈硬化に適応するための反応だと考えられるのです。

先にも述べたように（93ページ）、多くの高齢者は動脈硬化がすでに進んでしまっています。動脈が硬くなり壁が厚くなって血管の通路が狭くなってくると、血圧を高めにしないと必要な血液が脳に行き届かなくなりますし、血糖値も高めにしないとブドウ糖が脳に届きにくくなります。つまり、それをカバーするために、塩辛いものを食べて血圧を上げようとしたり、甘いものを食べて血糖値を上げようとしたりしているのではないかと考えられるのです。

要するに、**歳をとって動脈硬化が進むと、それまで以上に塩分や糖分が必要になるということ。高齢になるとより濃い味好きになるのは、老朽化してきた血管網に適応するために「体が求めている自然な反応」だった**というわけです。

そして、こういう理由が分かると、濃い味つけを求める高齢者に対し、塩分や糖分を控えた薄味の食事を提供するのは、「自然の理」に反する行為のような気もします。

それに、前の項目でも述べたように、塩分や糖分を摂るのを我慢するのは高齢者にとって大きなストレスになるわけで、そう考えると、やはり高齢者の食事の味つけは、気を遣って薄味にしようとしたりせず、当人たちの求める濃さにして提供していくほうがいいのではないでしょうか。

私は、**高齢者は好きなものを好きな濃さで美味しく食べるのがいちばんいい**と思います。

前の章でも述べたように、高齢の時期は、長い人生の中で「やりたい放題」が許される貴重な時期です。もっとも大事にすべきは、無理に規制をしたり制限を設けたりせず、好きなもの、美味しいものをたくさん食べて、できるだけ食事を満喫しようとする姿勢なのではないでしょうか。

私は確信しているのですが、**三度三度の食事をできるだけ楽しもうという姿勢は、老化防止や長生きにつながります。食事を楽しんでいると栄養や筋肉がしっかり保たれて、動ける体を維持しやすくなるという点も大きいのですが、見逃せないのは脳に対するプラスの影響です。**

美味しいものを食べると、快感ホルモンのドーパミンや癒しホルモンのセロトニンがよく分泌されて、脳のコンディションが良好に保たれることになります。それに、美味しいものを食べて笑顔になれば、気分がよくなって家族との会話も弾むことでしょう。会話が多くなると前頭葉がさかんに使われて刺激されることになります。そして、こういった日々の「美味しい食事」「楽しい食事」の刺激が脳の老化を食い止め、脳の機能を長持ちさせることへとつながっていくわけです。

私の交友関係には高齢の方々も多いのですが、食べ物やワインなどに造詣が深い人やグルメで食べ歩きが好きな人は、みなさん脳が若々しく、元気で長生きの印象があります。

ですから、**老化を防いで長生きしていきたいなら、「食べること」を絶対に軽んじてはいけません**。

やっぱり「食べること」はこの世の楽しみであり、その楽しみは高齢者の元気や活力を長持ちさせる原動力となるのです。だから、みなさんも、日々美味しいものを食べることにできるだけ執着するようにしてみてください。

その食への執着は、きっとみなさんの人生をより長く、より楽しく彩ることにつながるはずです。

21

肉食は健康長寿実現の「大きな分かれ道」。高血圧であっても、肉はしっかり食べよう！

日本の高齢者には、歳をとるにつれ肉をあまり食べなくなる人が少なくありません。また、血圧が高めの高齢者の中には「健康のために肉食を控えている」という人もいます。

いったいどうして、こんなに肉が敬遠されているのか。高齢の方々に聞いてみると、「脂っこい肉はコレステロールが高くて、動脈硬化を進める原因になるから、あまり食べないほうがいい」と考えているようなのです。

しかし、これはとんでもない誤解です。

たしかに「ふた昔」くらい前、動脈硬化の促進原因としてコレステロールがやり玉に挙げられ、「肉や卵などのコレステロールの高いものは控えたほうがいい」とさかんに言われていた時代がありました。でも、それはすでに遠い過去の話。**いまではこの「コレステロー**

ル悪者説」は大幅に見直されていますし、むしろ「コレステロール値は高いほうが長生きにつながる」という真逆の考え方が強まってきています。

それに、そもそも肉や卵を控えてもコレステロール値は下がりません。コレステロールはその大部分が体内でつくられていて、食事によって口から入ってくるコレステロールは全体のごく一部を占めるにすぎません。そのため、肉や卵を減らして口から入るコレステロールを減らしたとしても、血液中のコレステロール値にはほとんど変化がないのです。

だから、たとえ血圧が高かったりコレステロール値が高かったりしたとしても、肉食を控える必要はありません。なおかつ、高齢であれば、すでに進んでしまっている動脈硬化を心配する必要性も高くはないでしょう。

だから、高齢のみなさんは「ふた昔も前の間違った知識」は一刻も早くゴミ箱に捨ててしまってください。そのうえで、ぜひ肉食のもたらす「素晴らしい健康長寿パワー」に光を当てて、日々の食事を見直していってほしいと思います。

肉をちゃんと食べているかどうかが健康長寿を実現する分かれ道になる！

肉はわたしたちの心身を丈夫にして、意欲や活力、元気をもたらすパワーの源です。

そもそも、肉に豊富に含まれるコレステロールはわたしたちの体をつくる材料になります。人体を構成する60兆個の細胞の細胞膜はすべてコレステロールでつくられていますし、脳や神経細胞も大半がコレステロールでつくられています。

それと、ここで重要なのは、血管壁もコレステロールを材料につくられているということ。先にも述べたように（76ページ）、昔の日本人の血管がもろく、簡単に脳卒中に陥ってしまっていたのは、肉などのたんぱく質が足りず、血管壁の材料となるコレステロールが不足していたせいと考えられるのです。だから、血管を強く丈夫にするためにも、肉をしっかり食べてコレステロールが不足しないようにしておくほうがいい。私は、そのほうが脳卒中などの血管障害を防ぐことにつながると考えています。

また、肉食はわたしたちが日々をアクティブに生活していくためにも欠かせません。肉のコレステロールは、男性ホルモンをつくる材料になり、肉に豊富なアミノ酸のトリプトファンは、脳内ホルモンのセロトニンをつくる材料になります。そして、じつはこの男性ホルモンとセロトニンは、両者ともに意欲や活力を生み出すのに欠かせない物質なのです。

高齢者にとって意欲や活力を維持することがいかに重要であるかについては先にも述べました(60ページ)。**高齢者には血圧を下げる薬や血糖値を下げる薬の副作用で、意欲や活力がだいぶ失われてしまっていることが多いのですが、そのうえ肉食を控えたりしていたら、男性ホルモンやセロトニンが不足して、いっそう意欲や活力がダウンすることになりかねません。**ですから、本当は「最近、意欲が湧かなくなってきた」「活力が続かなくなった」と感じている高齢者こそ、しっかり肉を食べなくてはならないのです。

さらに、肉のコレステロールは免疫機能維持にも深く関与していて、肉を積極的に食べているコレステロール値が高い人は、体が丈夫で、病気でダウンする確率が低い傾向があります。それを裏づけるかのように、**「コレステロール値が高い人のほうが長生きする」**という研究結果が世界中で多数報告されています。

なお、肉食と長生きに関する研究をひとつ紹介しておくと、桜美林大学名誉教授で医学博士の柴田博先生は、100歳を過ぎても元気な方々の追跡調査を行ない、多くの方々が肉を積極的に食べていたことを突き止めました。100歳超えの「スーパー老人たち」が実際に食べているものを調べていったわけですから、たいへん説得力のある研究です。

そういえば、99歳でお亡くなりになった作家の瀬戸内寂聴さんも肉が大好きで頻繁に牛肉のステーキを食べていましたし、プロスキーヤーの三浦雄一郎さんは90歳になられたいまも500gのステーキを平らげているそうです。三浦さんは80歳のときに3度目のエベレスト登頂に成功されているわけですが、高齢になっても衰えることのない超人的な意欲、活力、体力には、やはり「肉のパワー」が相当に効いていると見るべきでしょう。

とにかく、**健康体をキープしたまま長生きしたいと願うなら、肉を食べない手はありません**。まかり間違って肉を食卓から遠ざけたりしようものなら、その分、健康長寿も遠ざかってしまうと考えたほうがいいでしょう。すなわち、肉をしっかり食べているかどうかは、その人の残りの人生の行く末を決定づけるくらいの「大きな分かれ道」になると言っていいのです。

22

味の濃いラーメン、スーパーのお惣菜、コンビニ弁当も積極的に食べるほうがいい

「高齢者は減塩なんかしなくていい。我慢せず、好きなものを好きに食うべし」――。

私は、それこそが高齢者が長生きするための食事の秘訣だと思っています。ただ、「好きなものを食べればいい」というだけでは、いささか大雑把《おおざっぱ》で不親切かなとも思うので、もう少し具体的なアドバイスをしておくことにしましょう。

食事を選ぶ基準は「カロリー、たんぱく質、品目数」

高齢のみなさんは、これをスローガンにして日々の食生活を送るようにしていくといいのではないでしょうか。すなわち、①「カロリーが高そうなものを食べる」②「肉などのたんぱく質が多いものを食べる」③「食べる品目数を多くする」という3点をなるべく守りつつ、何を食べるかをセレクトしていくといいのです。

簡単に説明しておきましょう。

まず①のカロリーは、人間が生きていくために欠かせない「熱量」であり、生命活動の基本となるエネルギーです。**高齢者の場合、カロリーが不足すると知らず知らずのうちに低栄養になりやすく、力が湧かなくなったり体重が落ちたりすることが少なくありません。**しかも、それをきっかけにサルコペニアやフレイルが進んでしまうこともあります。だから、高齢者は意識してカロリーの高いものを食べてエネルギーを確保するほうがいい。もし、「カロリーの低そうな食べ物」と「カロリーの高そうな食べ物」とがあったら、迷わずカロリーが高いほうを選ぶようにしましょう。

②のたんぱく質も、高齢者にとって絶対に欠かすことのできない栄養です。これまで再三述べてきたように、**たんぱく質が不足すると、それをきっかけに「筋肉量低下↓身体機能低下↓家にひきこもり↓転倒骨折リスク拡大」といった悪循環にどんどんハマっていってしまう**可能性があります。

そして、前の項目でも述べたように、数あるたんぱく質の中でも意識して摂ってほしいのが肉です。肉は、体を丈夫にするし、免疫も強くするし、意欲や活力をも生み出してくれる非常に優秀な食べ物。高齢の方々は「普段から肉を食べてないと、心も体もダメになる」というくらいのつもりで肉のたんぱく質を積極摂取していくほうがいいと思います。

さらに、③の品目数も大切です。**食べる品数が多ければ、それだけさまざまな食材から多様な栄養を摂れることになります。**好きな食べ物をずらりと食卓に並べるのでもいいし、いろんな具材がたくさん入った鍋やみそ汁などを食べるのでもいい。とにかく、意識的にお皿の数や具材の数を多くして、バラエティ豊かに食事を楽しむようにしてみてください。

「これまで健康に悪いと思ってきたもの」が、「高齢者おすすめフード」に大変身！

では、「カロリー、たんぱく質、品目数」を大切にした食生活をこれからの食生活で実際に始めるとして、具体的にはどんなメニューがおすすめなのでしょうか。

たとえば、バーベキュー、ジンギスカン、すき焼き、寄せ鍋やちゃんこ鍋などの鍋物、具がいろいろ入った豚汁やけんちん汁……そんなメニューであれば、カロリーもたんぱく質も摂れるし、品目数もたくさん摂れますよね。

また、ミックスピザなどもおすすめ。チーズがたっぷりかかっていて高カロリー高たんぱくですし、多くの食材がトッピングされているので品目数も問題ありません。宅配で届けてもらえば手間もかかりませんし、意外に高齢者向きではないでしょうか。

それと、**私がおすすめしたいのがラーメンです**。ラーメンは健康によくないと思っている人も多いですが、高カロリーだという点でたいへん高齢者向きだと思います。たんぱく質は少なめですが、餃子やチャーシュー、味卵などを一緒に頼めば問題ないでしょう。

それに、いまのラーメンはスープにこだわっていて、スープの出汁《だし》に30品目くらいの食材が使われていることが少なくありません。だから、品目数の点でも問題ナシ。私は自他ともに認める「ラーメン大好き人間」なのですが、この「美味しさをとことん追求したラーメンの奥深い世界」をぜひ高齢者のみなさんにも楽しみながら味わってほしいと思います。

さらに、ひとり暮らしの高齢者の場合は、いちいち一人分をつくるのがめんどうになることもあるかと思います。そういう方は、スーパーやコンビニで売っている出来合いのお弁当やお惣菜をうまく活用していくといいのではないでしょうか。

こうしたお弁当やお惣菜は、たいていカロリーが高く、肉などのたんぱく質もたっぷり入っています。味も濃くて、食欲をそそるものが多いですよね。幕の内弁当などは品目数も多くて理想的ですし、揚げ物やフライ、天ぷら、焼き鳥、餃子などのお惣菜を何品も買って組み合わせて食べるのもいいでしょう。

なお、こうしたものを食べる場合、食品添加物の害を気にする人もいますが、私は別に気にしません。発がん性ひとつ取っても1万分の1といった確率の話ですし、たとえがんになるとしてもずっと先の話です。子どもならともかく、高齢者の場合はまったく気にする必要はないと思います。

「ラーメン、ピザ、スーパーのお惣菜にコンビニ弁当……どれも味が濃くて塩分が高いものばかりだし、これまであまり摂らないように気をつけてきたものばかりじゃないか」――おそらく、そう思っているみなさんも多いことでしょう。

でも、高齢者はこのほうがいいのです。

人間は歳をとればいろんなところが衰えてきます。それに対抗するには、しっかり食べ、しっかりエネルギーやたんぱく質を確保して、意欲、活力、筋力、体力などの生きる力をつけていかなくてはなりません。

歳をとったら、もう塩分も、メタボも、動脈硬化も気にしなくていい。我慢や摂生はまったく必要ない。それよりもしっかり食べることのほうがずっと大事なのです。

ぜひみなさんも、「あれも食べたい」「これも食べたい」という欲を素直に開放して、おおらかに食事を楽しむようにしてください。

第4章

薬に頼らず、血圧の数値に縛られず、「本当の健康」をつかむ！

「医者の声」よりも
「自分の体の声」を
信じなさい

23

高齢ドライバーの交通事故は、血圧や血糖値を下げる薬の副作用が招いている⁉

近年、高齢ドライバーによる交通事故がマスコミで大きく報じられています。世間が高齢ドライバーに向ける眼差しもかなり厳しく、高齢者に対して早期の運転免許の返納を求めるような声も強まっています。

しかし、私はこうした「高齢ドライバー・バッシング」の動向に真っ向から反対しています。

そもそも高齢者が車で事故を起こす確率は世代全体の中でとくに高いわけではありません。運動機能低下や認知機能の衰えが事故につながる可能性を指摘する声もありますが、この指摘も医学的見地から見ると的外れです。「アクセルとブレーキの踏み間違い」も「高速道路の暴走」も、加齢による認知機能低下や運転技術低下が原因で起こっていることではないと私は考えます。

それに、高齢者はハンドルを握らなくなると、外出機会や行動範囲が一気に減って家にこもってしまうことが少なくありません。そうなると身体機能や認知機能の衰えが進むのは目に見えています。実際それは医学研究で証明されていて、運転をやめた人は、運転を続けていた人に比べて要介護リスクが2倍以上に跳ね上がるという結果が出ています。

ですから、高齢者はなるべく運転をやめないほうがいい。元気に長生きをしたいのなら、やすやすと免許を返納してしまってはいけません。もちろん、高齢者の家族も、おじいちゃんおばあちゃんに免許返納を促したり免許を取り上げたりしてはいけません。要介護にならず、ずっと健康でいてほしいのなら、むしろ、人生において少しでも長く運転を続けていけるような道を探すべきでしょう。

ただ、私はこうした「高齢ドライバーによる事故」の問題に関して、ひとつ大きな疑念を抱いています。それというのも、**血圧を下げる薬や血糖値を下げる薬の服用による副作用が事故を招く原因になっているのではないか**と睨《にら》んでいるからです。

先にも述べたように、血圧を下げる薬や血糖値を下げる薬には、頭をぼんやりさせたり意識レベルを下げたりする副作用があります。そのため、運転注意薬に指定されているのです。薬が効きすぎて血圧や血糖値が下がりすぎてしまうと、脳に十分な血液が届かず、急に頭がクラッとしたり、一時的に意識が飛んだりすることもめずらしくありません。もし、そんな副作用がハンドルを握っているときに発生したらどうなるでしょう。当然、事故の確率が高まりますよね。

また、怖いのは薬の副作用だけではありません。**高齢者の場合、塩分の控えすぎによる「低ナトリウム血症」の発作が事故につながっている可能性もあります。**

これも先に紹介しましたが（128ページ）、体内の塩分が欠乏して低ナトリウム血症になると、筋肉がけいれんしたり、意識が朦朧《もうろう》としたり、一時的に意識を失ったりといった症状が現われるのです。もし運転中に突然こんな発作に見舞われたら、事故につながらないほうがおかしいというものでしょう。

車の暴走事故を起こした高齢者には、普段はいたって安全運転で暴走などしたことがない人が多いと言います。それに、事故を起こしたときの状況を問いただしても「よく覚えていない」と答える人が非常に多いのだそうです。そうした点を考慮すると、薬の副作用や低ナトリウム血症による意識レベルの低下が原因である可能性はかなり高いのではないでしょうか。

みなさんの中にも、血圧の薬や血糖値の薬を服用している方々が多いと思います。医師から減塩を勧められて実践している人も多いでしょう。**とくに腎機能が低下している人は、低ナトリウム血症を起こすリスクが高くなります**。該当する方は、運転時十分気をつけてください。

このように私は、**高齢ドライバーによる交通事故は「医療が招いたトラブル」という側面が大きい**と考えています。そういう点で「高齢ドライバー事故多発」の責任を問うのであれば、責任を取るべきは、ろくにリスクを考えないまま安易に薬を出したり減塩を勧めたりする医者たちなのかもしれません。

24

高齢者にとって
クスリは大きなリスク。
薬漬け医療が
元気のない老人、
ヨボヨボの老人を
大量生産している

いまの高齢者は、とんでもない種類の薬を飲んでいるケースが少なくありません。

内科で血圧や血糖値の薬をもらい、呼吸器科で喘息《ぜんそく》の薬をもらい、整形外科でひざの痛み止めをもらい――といった具合でどんどん増えていき、合計すると10～15種類もの薬を飲んでいるような人も全然めずらしくないのです。

まさに臓器別診療の弊害で、いろんな診療科から処方された薬を飲み続け、気がついたときにはすっかり「薬漬け」にされてしまっている……というわけです。

こうした薬漬けの状態は、高齢者の心身にかなりの負担やダメージをもたらしていると考えられます。副作用のない薬はどこにもありません。多くの高齢者が服用している血圧の薬や血糖値の薬にも見過ごせない副作用があることはこれまで述べてきた通り。**副作用の自覚がないまま、頭や体の覚醒度が下がり、意欲や活力を低下させてしまっている人も数多くいます**。

そのうえ、これらに加えて何種類もの薬を飲んでいる高齢者がたくさんいるのです。薬の種類が増えるほど、副作用の種類も増えます。薬の中には眠くなったり、食欲が落ちたり、性欲がなくなったりするものも多いので、なかにはそういったトラブルが多発して体中が「副作用のオンパレード」のような状態になっている人も少なくありません。実際、私が診てきた多剤併用の高齢患者さんには、いつも調子が優れず、疲れ果てたように元気がない方々が多かったように思います。

余談ですが、以前、入院の老人医療費が定額制になったときに、医療施設が一斉に薬の量を減らしたことがあります。それまでたくさん薬を出して患者を薬漬けにしていたのが、定額制になってたくさん薬を出しても儲からなくなったどころか、逆に損をするようになったので、やめられる薬はやめようという話になったのです。そのとき、ある病院では入院患者の薬を3分の1に減らしたところ、寝たきりだった患者さんが歩き出したと言います。いかに薬が患者の元気や体力を奪っていたかが分かりますね。

とにかく、薬漬けの医療は、高齢患者を副作用まみれにして、「元気のない老人」や「ヨボヨボの老人」を大量生産し続けていると言っていいでしょう。高齢者にとってクスリは大きなリスク。みなさんも**薬の飲みすぎは「毒」と心得て、薬の服用量はなるべく最小限に留めるようにしてください。**

25

降圧剤の副作用で頭がぼんやり……。それが認知症と間違われるケースが増えている

私は、血圧のコントロールはあまり医者任せにしないほうが安全だと考えています。別にかかりつけの医者と縁を切れと言うわけではありませんが、医者の言葉をすべて信用してしまうのではなく、疑うべきところは疑う、**すべて医者に任せっぱなしにするのではなく、自分で判断すべきところはちゃんと自分で判断する**——そういう姿勢が大切なのではないでしょうか。

これまでも述べてきたように、**日本の医者は全体的に降圧剤の副作用リスクを甘く見過ぎています**。なにしろ、降圧剤服用で血圧が120くらいまで下がっているのに、それ以上の降圧を高齢患者に勧めるような医者がたくさんいるのです。もし、その患者さんがハンドルを握っているときに、血圧の下げすぎによる副作用トラブルにでも見舞われたらどうするのでしょう……。そういうリスクがあることも考えれば、やはり医者の言葉を全幅信頼するのではなく、「自分の体は自分で守っていく」という意識をしっかり持っておくほうがいいのです。そもそも降圧剤を処方するときには、運転に注意するように説明しないといけないことになっているのですから。

それに、基本的に血圧とは、さまざまな要因で変化するものです。年齢によって変わるのはもちろん、持病によっても変わるし、ストレスや緊張によっても変わる。サウナや入浴によっても変わりますし、スポーツやセックスの興奮によっても変わります。それに、季節によっても変わっていて、夏は低めになって冬は高めになります。

夏と冬とを比べると血圧が10㎜Hgくらい違うのです。

だから、本当であれば、医者はそういう患者の血圧変化に柔軟に対応しながら降圧剤の量を調節していくべき。夏場になって患者の血圧が下がってきたら「薬を少し減らしておきましょう」、冬になって患者の血圧が上がってきたら「そろそろ薬を増やしましょう」といった細かい対応をすべきなのです。

しかし、そういう細かい個別対応をしてくれる医者は皆無に等しいと言っていいでしょう。だから、わたしたちはあまり医者をアテにせず、こういった**血圧の変化要因を自分の頭の中に入れておき、自分で血圧値に注意をしていくほうがいい**のです。

たとえば、みなさんの中に、医者の指示に従って、10年も20年も同じ降圧剤を同じ量飲み続けている方はいないでしょうか。該当するなら、ちょっと考えものです。

年齢を重ねて高齢になると、次第に肝臓や腎臓の解毒や排出機能が低下してきて、薬が長く体内に留まるようになってきます。では、もし60歳で血圧の薬を飲み始めた人が80歳までの20年間、同じ量の降圧剤を飲み続けたとしたらどうなるか。80歳になると、肝機能や腎機能が落ちて薬がだいぶ体内にたまりやすくなっているでしょうから、（ずっと同じ量であっても）薬が効きすぎて血圧が下がりすぎてしまう可能性があります。

すると、血圧が下がりすぎて、頭がぼんやりしたり意識レベルが下がったりする副作用が現われやすくなります。しかも、近年はそういった血圧の薬による**副作用の症状が、認知症発症と間違われるケースが増えている**のです。

おじいちゃん、おばあちゃんがぼんやりしながらヘンなことを言い出すようになって、「いよいよ認知症か!?」と慌てていたところ、よく調べてもらったら降圧剤による血圧の下がりすぎ……。降圧剤をやめたら、いつも通りの元気なおじいちゃんおばあちゃんに戻ったというわけです。

これは、決して笑い事ではありません。長年にわたって血圧のコントロールを医者任せにしていたら、こういったことがいつみなさんの身に起きたとしてもおかしくないでしょう。

とにかく、日本には、副作用リスクを深く考えないまま安易に薬を出す医者が多すぎます。そんな医者たちを盲目的に信じるのと、医者の言うことを疑って「自分の身は自分で守る」という意思を固めるのといったいどちらが安全でしょうか。

少なくとも私は、後者の道を選ぶほうがみなさんにとってプラスにつながるのではないかと思うのです。

26

血圧の正常範囲は、
ひとりひとり違う。
自分の体に必要な
適正値をキープするのが
「本当の血圧コントロール」

血圧には個人差があります。

血圧130mmHgがいちばん調子がいいという人もいれば、血圧150くらいがいいという人もいます。

私の場合、自分にもっとも合った血圧は170、これくらい高めのほうが、体もよく動くし頭もシャキッとして、日々をアクティブに生きられるのです。ただ、それはあくまで私個人の場合。どれくらいの血圧が適正値かは、百人百様、ひとりひとり違うと思ったほうがいいでしょう。

しかし、日本の医療は、こうした「個人差」をほとんど無視しています。みなさんご存じのように、日本の医療の多くは「3分診療」です。3分間では患者個人の違いなどいちいち気にしていられません。患者ひとりひとりを診るよりも、数字だけを見て右から左へとさばいていったほうがはるかに効率がいいし、そのほうが儲かるのです。

そして、医者たちが右から左へさばく指標にしているのが〝学会などが決めた基準〟です。血圧の場合、2019年に日本高血圧学会が改定した診療ガイドラインにより、降圧目標が75歳以上で140未満、74歳以下で130未満とされています。つまり、血圧は非常に個人差が大きいのにもかかわらず、その個人差を認めず、このガイドラインの数字をすべての人に当てはめて、高いか低いかを線引きしているわけです。

先にも述べたように、血圧は個人差が大きいだけでなく、年齢、環境、ストレスなどの個々人の要因によってかなり変動しています。本来であれば、そういった変動要因を考慮しつつ、個々人の普段の適正血圧がどれくらいなのかをしっかり踏まえたうえで高いか低いかの診断が行なわれるべきでしょう。ところが、そういった個々の事情はほとんど切り捨てられ、数字の判断だけで強引な線引きをする診療が行なわれているわけです。

しかも、そのガイドラインの数字自体も、真に信用できるものなのかどうかと問われるとかなり疑問です。**みなさんは1987年当時、血圧は180でも正常範囲内だったことをご存じでしょうか。**140や130まで血圧を下げろと言われている現在ではちょっと信じられない数字ですよね。

なぜ、こんなにも数字が引き下げられたのか。これまで毎年のように血圧の基準範囲を引き下げてきたのは日本高血圧学会です。従来、日本の降圧目標値はアメリカなどの海外エビデンスに準拠して決められてきました。ただ、最近は学会の独自色が強まってきて、性別などの個人差を考慮する海外との違いが際立つようになってきています。

それに、これまで**「まるで下げることが前提であるかのように」降圧目標が下げられてきたのには、製薬会社の働きかけの影響が大きい**のではないかと囁《ささや》かれています。少々うがった見方かもしれませんが、製薬会社は基準範囲が下げられて、高血圧と診断される患者が増えれば増えるほど薬が売れて儲かることになります。

製薬会社は利益を上げるために手段を選びません。先に紹介した「ディオパン事件」（89ページ）でも、製薬会社はたとえ不正や論文捏造《ねつぞう》を行なってでも売り上げを増やそうとしていたわけです。私は、基準値範囲や降圧目標の相次ぐ引き下げに対し、製薬会社の意向が影響を与えていないわけがないと思っています。

もともと、日本の医学界が定めた基準は、血圧だけでなく、血糖値やコレステロール値も、「厳しすぎる」「こんなに下げる必要ない」と各方面から批判を浴びています。そして、こうした**厳しい基準によって、本当は病気ではないのに「病気のレッテル」を貼られている人や、本当は飲む必要のない薬を飲まされている人はかなりの数に上るだろう**と考えられるのです。当然、途方もない額の医療費が無駄に使われているということにもなりますね。

ガイドラインの血圧の数値に縛られたり、振り回されたりするのはナンセンス！

話が少し横道にそれましたが、とにかくわたしたちは、こういっされた「かなり疑わしい基準」を基にして、血圧が高いかどうかを判断されていることになります。

多くの医者はガイドラインのマニュアルに書いてある通りの医療しか行ないません。以前は血圧180でも正常だった時代もあるのに、いまは血圧が150や160もあれば、誰も彼もみんな高血圧にされてしまいます。なかには私と同じように血圧が高めのほうが調子がいい人もたくさんいるでしょうし、血圧を少し下げすぎただけでさまざまな不調が現われる人もたくさんいると思いますが、そういう個人差は一切無視。医者たちは「血圧が160を超えているから降圧剤を出しましょう。この薬を飲んで血圧を130や140まで下げてください」という言葉ですべての人をステレオタイプに片づけてしまうわけです。

私は、こういった**「血圧の数値ばかり重んじて、個人差を無視する医者」には極力従わないほうがいい**と思います。そもそも、血圧の数値がガイドラインの基準範囲内に収まっていれば健康になれるわけではありません。これまで随所で述べてきたように、医者に従い、ガイドラインに決められた数値まで降圧することで、かえって健康を損なうこともあるのです。

だから、ガイドラインの基準範囲や降圧目標の数字に縛られたり振り回されたりするのはまったくのナンセンス。血圧には、ひとりひとりの個人に合った「正常範囲」や「適正値」があるのです。そして、そうした**「自分に必要な血圧の目安」を知り、自分の日々の生活や仕事がやりやすくなるようなかたちで目安をキープしていくのが「本当の血圧コントロール」と言える**のではないでしょうか。

27

快適に過ごせる血圧はどれくらいなのか、「自分のベスト血圧」の目安を知っておこう！

では、医者に期待せず、自分で血圧をコントロールしていくには、どんなことを心がけていけばいいのでしょう。

まず、最初に行なうべきは、**「自分が快適に過ごせる血圧はどれくらいなのか」をしっかり把握する**ことです。

そして、自分の血圧の適正な数値を知るには、「自分の体の声」に耳を澄ますのがいちばんです。

つまり、「自分はどれくらい薬を飲んでいるときが調子いいのか」「自分はどれくらい薬を飲むと調子が悪くなるのか」「いつもの薬をやめると自分の調子はどうなるのか」「いつもの薬を半分に割って飲んだときの自分の調子はどうなのか」といったことを、血圧を測りつつ、体の声に耳を澄ましながら調べていくのです。

これを調べるには**「家庭用の血圧計」での計測が必須**。なるべく

同じ時間、同じ条件で血圧を測り、「その日の血圧値」「その日の薬の量」「その日の体の調子のよさ」の3点を手帳やスマホなどに記録していくといいでしょう。試行錯誤しながら1〜2週間も続けてみれば、体や脳が快適に動く「自分のベスト血圧」はこれくらいなんだというラインが見えてくるはずです。

なかには、いつも飲んでる薬をやめたときに、まるで生まれ変わったかのように体が軽くなり、気分がすっきりする人がいるかもしれません。それは、これまでの薬による降圧が必要なかったというサインだと受け取れます。

一方、なかにはいつも飲んでいる薬をやめたときに、頭痛や吐き気などの高血圧の症状が現われる人もいるかもしれません。それは薬による降圧が必要だというサイン。もし、そのときの血圧が18

0㎜Hgであれば、「やっぱり血圧180を超えたときは降圧剤を飲んだほうがいいんだな」ということが分かるでしょう。

また、医者から指示されている量の薬を全部飲んで、そのときの血圧が120だったとしましょう。もしそのとき、頭がぼんやりしたり体がだるかったりする場合は、「120は自分にとって下げすぎなんだな」ということが分かると思います。

じゃあ、いつも飲んでる薬を半分に割って飲んだときはどうなのか。もし、そのときの血圧が150で、(血圧120に下げたときと比べて)頭も体も格段に調子よく動くのであれば、「自分には150くらいの血圧がいちばん合っているのかもしれないな」ということになるでしょう。

そういうふうに、いろいろなパターンを試しつつ、「自分の体に必要な血圧の目安」をつかんでいけばいいわけです。

そして、試行錯誤の結果、**自分のベストの血圧や自分にとって最適な薬の量が分かったなら、その後は体の声に耳を傾けつつ、できるだけその血圧や薬の量を維持するようにしていけばいい。**そうすれば、自分にとって最適なかたちに血圧コンディションをリセットして、日々をより快適に過ごしたり、人生をより活動的に過ごしたりすることができるようになっていくわけです。

「医者の声」を信じるか？ それとも「自分の体の声」を信じるか？

もっとも、みなさんの中には「これを実践するのはちょっと心配だな」と思っている方もいらっしゃるかもしれません。

まあ、心配になるのも分かります。おそらく、そのいちばんの心配のタネは、かかりつけの医者との関係性が壊れないかという点ではないでしょうか。まず、薬をやめたり半分に割って飲んだりするのは、医者の指示に逆らうということであり、最初の関門としてこの点に抵抗を感じる人もいるかもしれません。

でも、これは勇気を出して試してみるしかありません。もし、かかりつけの医者に事前に「薬をやめてみてもいいですか?」「薬を半分にして飲んでもいいですか?」などと聞いたら、ほぼ反対されると思います(あるサイトでは、私の意見に対して、97%の医者が批判的でした)。だから、これは医者に相談せず、こっそり実行するべきでしょう。私は、医者に対して後ろめたい気持ちを持つ必要はまったくなく、むしろ、自分の体を自分で守っていくための記念すべき第一歩だと割り切るほうがいいと思います。

ただ、こういった**血圧の問題にどう対処するかの姿勢は、名医とヤブ医者を見極める格好の試金石になる**ので、それを確かめるために相談をしてみるのはアリです。たとえば、「この薬を飲むと頭がフラフラするんです」「この降圧剤を全部飲むとどうも活力が萎《な》えるんです」と話してみたとき、名医なら親身に話を聞いて、薬の量を減らす相談に乗ってくれるでしょう。反対に、まったく取り合ってくれないようならヤブ医者決定です。

また、事後報告として「この降圧剤、半分にして飲んでみたらとても調子いいんですよ」と医者に話してみたときに、名医であれば「調子がいいなら、半分にしてもいいですよ」と言ってくれるはずです。ヤブ医者は、勝手に半分にしたことを責めて怒り出すでしょう。

いずれにしても、「これはヤブ医者確定だな」と思ったなら、早めにかかりつけ医を変えるべきです。

もっとも、運よく名医に当たったとしても、血圧コントロールに関しては、あまり医者をアテにしすぎず、「あくまで自分が主体となって決めていくんだ」という意思を固めておくほうがいいでしょう。

つまり、アテにすべきは「医者の声」よりも「自分自身の体の声」。**もし薬を飲んで「体の声」が不調や変調をさかんに訴えてくるならば、私は、誰が何と言おうと素直に体の声に従って薬をやめたり減らしたりすべきだと思います**。

「医者の声」を信じるか「自分の体の声」を信じるかは、最終的にはみなさん自身が決めること。自分の体は自分で守らなくてはなりません。ぜひよく考えて、後悔のない選択をするようにしましょう。

28

10年15年経てば医療技術が進んで、動脈硬化なんてパパッと治せるようになる⁉

世の中の常識は変わり続けています。

健康や医療の常識もそう。いま、医学は目を見張る勢いで進歩していて、常識が日々アップデートされています。古い常識に囚われていたら、どんどん周りに追い越され、気がついたら自分ひとり取り残されていたなんていうことになりかねません。

たとえば、動脈硬化などは10年15年も経ったら、パパッと治せるようになるかもしれません。そう遠くない未来、IPS細胞を体内の細胞に貼りつけるような治療が可能になるでしょうから、「動脈硬化を起こしたガチガチの血管に、パラパラッとIPS細胞を貼りつけると血管が元に戻る」なんていうことも十分あり得るでしょう。

そこで、考えてみてください。いま、「やっぱり動脈硬化は怖いから、お医者さんの言う通り、薬で血圧を下げて食べたいものも辛抱して地道にがんばる」というコースを選んで、10年間、我慢と摂生を続けた人がいたとします。

ところが10年後には「動脈硬化日帰りIPS治療」なんていうシロモノができていて、それまで何の我慢もせずにやりたい放題で生きてきたような人が「いや、じつは昨日IPS治療を受けて、血管がすごく若返ったんだよ」なんてことになる可能性もあるわけです。そうしたら、地道に耐え忍ぶコースを選んだ人は「自分の我慢の10年間は何だったんだ……自分も食べたいもの食べて楽しんでおけばよかった」という心境になりますよね。

もちろん、あくまで仮定の話ですので、実際どうなるかは分かりません。ただ、**どうなるか分からないにしても、これだけ医学が進んでいるのですから、私は、いま、楽しい人生を送っちゃったほう**

が得なんじゃないかなと思います。

この本の最初のほうで私の人生は「人体実験」だと言いましたが（28ページ）、実験とは常に結果がどう転がるか分からないもの。5年後10年後どうなっているかなんて分かりませんし、結果がどうなるかを心配して生きていてもしょうがないと思っています。

大切なのは「いまを生きる」こと。時代がどんどん変わり、常識もどんどん変わっていく中で、過去や未来に囚われていても仕方ありません。だから、体の声に耳を傾けつつ、いま、心身が調子よく動くようにできるだけのことをする。それに、いまを楽しく、懸命に生きていくほうが、自分の性に合ってるし、自分にとってそのほうが幸せな人生につながるんじゃないかなと考えているのです。私はそう思っているのですが、みなさんの場合はいかがでしょうか。

29

血圧の数値に捉われて
我慢を続ける日々が
「幸せな長生き」に
つながるのか？
もう一度冷静になって
考えてみよう

みなさんの中には、これまで、血圧が高めなのをだいぶ気にしてきた方が多いと思います。

かかりつけ医から「血圧が高いですよ」と言われたのを気に病んだり、健康診断の血圧の項目に「要医療」とか「異常」がついて「たいへんだ、もっと数値を下げなきゃ」と焦ってしまったり……。たぶん、これまで事あるごとに血圧の数値に振り回されてきたという方も少なくないでしょう。

でも、いかがでしょう。本書をここまでお読みいただいて、血圧に対する考え方がだいぶ変わった方もいらっしゃるのではありませんか？

なかには、「ちょっと高めなくらいで、あんなに心配する必要はなかったのかもしれないな」「血圧を下げることに躍起になるよりも、もっと他にやるべきことがあったのかもしれないな」「これからは降圧剤や減塩について考え直したほうがいいかもしれないな」といった考えを抱いた方もいらっしゃるかもしれません。

そう、**高血圧は加齢現象のひとつにすぎません。歳をとれば誰でも正常反応として値が高くなってくるわけであり、190とか200超えとかのよほどの高値にならない限り、多少高いくらいでそんなに大騒ぎすることはないのです。**

それに、たとえ健康診断結果で「要医療」「異常」がついても気に病む必要はありません。

だいたい健康診断の基準値なんてアテになりません。ああいった基準値は、1000人、1万人という健康な人を集めて検査データを取り、平均値を挟んで95%の人を「正常」とし、高すぎたり低すぎたりしてその範囲から外れた5%の人を「異常」と見なす統計値なのです。

すなわち、もともと健康な人を集めて行なった検査であり、たとえ「異常」に当てはまったとしても決して病気ではありません。もっとも、「異常」と書かれた検査結果通知を受け取れば、たいていの人は「ああ、わたしは健康じゃないんだ……」「きっと病気なんだ」と思ってしまうものですよね。

要するに、大多数を占める95%に入れば「正常=健康」として、そこから外れた5%を「異常」として病人扱いしていく——。私が思うに、この少数派差別的な線引きこそが、日本の医療の根幹をなす「健康」の姿なのです。

健康か病気かは、こんな単純な線引きで決められるものではありません。先にも述べたように、血圧や血糖値にはかなりの個人差があり、高めのほうが調子がいいという人も大勢います。しかも、血圧、血糖値、コレステロール値などを、薬で無理に「正常値」まで引き下げると、頭が働かなくなったり、体がだるくなったり、活力が落ちたり、がんになりやすくなったりといったさまざまな弊害が現われる可能性もあります。

しかし、日本の医療ではそういった個々人の事情はすっぱりと切り捨てられてしまいます。血圧の判定基準をまるで絶対のもののように掲げ、その判定ラインから外れた人たちを問答無用で病人に仕立て上げて次々に薬漬けにしていってしまうのです。

本当に、**健康診断結果の「異常」「要医療」を過剰に心配して、医**

者の指示通り降圧や減塩に一生懸命取り組んだりしたら、その人は健康になるどころか、どんどん元気や活力を失ってヨボヨボの老人になってしまいかねません。いまの日本の医療は、高齢者から元気や活力を奪うようなことを平気でやっています。それにもかかわらず、何の責任も取らずに、臆面もなく〝しれっとしている〟のです。

血圧への思い込みや幻影を振り払って、「本当の健康」を手に入れよう

ともあれみなさん、健康診断の「正常／異常」の判定に一喜一憂したり、血圧や血糖値、コレステロール値などの正常値に振り回されたりするのが、いかにバカらしいことであるか、お分かりいただけたでしょうか。

では、みなさん、いま一度考えてみてください。

血圧が高めなのを気にして、正常値まで下げようとしたり、塩分を減らそうとしたりする行為は、果たしてわたしたちの人生を幸せにすることにつながっているのでしょうか。日々の降圧や減塩は、本当にわたしたちが健康に長生きをすることにつながっているのでしょうか。

本当の健康とは何なのか。それは医者の言うことに従うことでもありませんし、医療サイドが強引に線引きした基準ラインに従うことでもありません。

少なくとも、**本当の健康とは、わたしたち個々人が日々を生きて「より快調になった」「より幸せになった」といったことを実感できるものでなくてはならないと思います。**私には、いまの日本の血圧医療体制がそういう実感をもたらすのに寄与しているとは到底思えません。

だから、わたしたちはそろそろ目を醒ますべきなのではないでしょうか。

わたしたちはこれまで「血圧が高いのは健康によくない」「高めの血圧は下げなきゃいけない」という思い込みの幻影に踊らされてきたのかもしれません。

まずはみなさん、その幻影を振り払って、しっかり目を醒ましてください。そのうえで、冷静な頭でこれから血圧とどうつき合っていけばいいかを考えていきましょう。

そうすればきっと、今後の人生で「本当の健康」を手に入れるため、みなさんが進むべき道が見えてくるのではないでしょうか。

30

血圧とのつき合い方を
考えることは、
自分の残りの人生を
どう生きるかを
考えること。
あなたの選択は？

ちょっと想像してみてください。みなさんの目の前の道が3つのコースに分かれています。

▼コース1……とにかく長生きをしたいから、そのためには我慢や摂生を強いられても構わない。できる努力はすべてやって長生きできる確率を少しでも上げたい。

▼コース2……我慢や摂生はしたくない。それよりも人生を楽しんで活動的に生きるほうが大切。もし、それで長生きできなくなったとしても別に後悔はしない。

▼コース3……長生きはしたいけど、つらい我慢や摂生はしたくない。ほどほどに努力して、それなりに長生きできればそれでいい。

さて、みなさんは3つのうちのどのコースに進みたいと思ったでしょう？

どのコースを選ぶかは、その人の生き方によって違ってきます。コース1を選んだ人は、たとえいまの生活の質を落としてでも長生きをする人生を歩みたい、コース2を選んだ人は、たとえ寿命が多少縮んだとしてもいまの生活を充実させる生き方をしたい、コース3を選んだ人は、1と2の中間路線でそこそこの人生を歩めればいいといったところでしょうか。

こういう生き方の価値観や人生観は人それぞれですので、それぞれ自分の考えに従ってコースを決めればいいと思います。

ただ、どのコースを選んでもそれ相応のリスクはあると覚悟しておくほうがいいでしょう。何かを選ぶということは、同時に何かを失うということであり、何かを失う以上、何らかのリスクを背負うことになる。どのコースに進んだにしても、ゼロリスクということはあり得ません。

私自身は目下「コース2」を突き進んでいるわけですが、やはりリスクはあります。定期的に心臓ドックや脳ドックを受けてはいるにしても、やはり血圧や血糖値が高い状態をキープしているわけですから、他の人よりも心筋梗塞や脳梗塞を起こすリスクは高くなるでしょう。

ただ、私はたとえそのリスクがあるとしても、いまの仕事や生活を楽しんでアクティブに生きるほうの道を選びます。長生きするか早死にするかは分かりませんが、もしこれで早死にしたとしても後悔はありません。

もちろん、「コース1」を選んだ人にもさまざまなリスクが降りかかります。これまでにも述べてきたように、このコースの人は長生きすることと引き換えに、日々薬を飲んだり我慢や摂生をしたりすることを承知したわけです。そうすれば当然、血圧や血糖値の薬の副作用が頭や体の働きを鈍らせて、意欲や活力を低下させてしまうリスクが出てきますし、我慢や摂生によるストレスががんを招き寄せてしまうリスクも出てきます。それに、このコースは日々の生活が不活発になりがちなためにサルコペニアやフレイルが進みやすく、ヨボヨボに衰えたり寝たきりになったりするリスクもかなり高くなると言えるでしょう。

さらに、「コース3」を選んだ人もリスクとは無縁ではいられません。1と2の中間でどっちつかずの路線を取るのは、1のリスクも

2のリスクも両方降りかかる可能性があるということ。「高望みせずそこそこまで生きられればいい」とはいえ、その人生では「そこそこのリスク」もたくさん引き受けなくてはならないと思っておくほうがいいでしょう。

「得るもの」と「失うもの」を秤《はかり》にかけて、人生で後悔しないコースを選ぼう！

みなさんもうお分かりだと思いますが、いまの日本ではほとんどの高齢者が「コース1」を選んでいます。

いや、「選んだ」というよりも、医者によって問答無用のまま「選ばされ」て、いつの間にか勝手にコースに乗せられてしまっていると言ったほうが正確でしょう。

私がもっとも問題だと思うのは、多くの高齢者が「この『コース1』に多くのリスクが潜んでいる」ということを知らされないままコースに乗せられてしまっていることです。

「頭や体の働きが鈍ってもいい」「意欲や活力が落ちてもいい」「がんになってもいい」「ヨボヨボに衰えて寝たきりになってもいい」「車の運転が危険になってもいい」、そういうリスクを全部引き受けてでも長生きがしたいというのなら、このコースを進めばいいでしょう。

しかし、多くの高齢者はそういうリスクがあることを知らされないまま、この「長生きコース」を進まされてしまっているわけです。

おそらく、「そんなのまったく知らなかった！」「これじゃ、リスクだらけの『悪夢の長生きコース』じゃないか！」「このままこのコースに乗ってたら老後の人生が台無しじゃないか！」とお怒りの方も少なくないでしょう。

もし、「コース1」を進むのが嫌であれば、これから「コース2」や「コース3」に乗り換えるということもできます。ただ、乗り換えたとしても、2や3にも別のリスクがあるということは承知しておいてください。

とにかく、どのコースを選ぶかを最終的に決めるのはみなさんご自身です。

人それぞれ、人生や生活において何を大切にするかは違います。頭や体が衰えてヨボヨボになりながらでも、人生を細く長く生きていきたいというのなら「コース1」を行けばいいし、心筋梗塞《しんきんこうそく》や脳梗塞で早死にする可能性もあるけれど、いまの人生を活発に楽しんでおおらかに生きていきたいというのなら「コース2」を行けばいい。

そのあたりは人それぞれ、自分の価値観や人生観に従って決めていけばいい問題だと思います。

ただ、歳をとれば、残された時間は限られてきます。ですから、「自分の残りの人生をどのように生きるか」をよく考えてコースを決めることが大切です。

何かを選べば、何かを失うもの。そのコースを選ぶことによって、「自分が得られるもの」と「自分が失うもの」とを秤にかけて、できるだけ後悔しないような道を選ぶようにしてください。

そして、自分で選んだ道を歩いていきましょう。私は、その道を歩むことによって、みなさんの人生が健やかで幸多きものになることを祈っています。

和田秀樹（わだ・ひでき）
1960年、大阪府生まれ。東京大学医学部卒業。精神科医。東京大学医学部附属病院精神神経科助手、米国カール・メニンガー精神医学校国際フェローを経て、「和田秀樹こころと体のクリニック」を開院。高齢者専門の精神科医として、30年以上にわたって高齢者医療の現場に携わっている。
『80歳の壁』（幻冬舎新書）、『70歳が老化の分かれ道』（詩想社新書）、『新しい老い方の教科書』（永岡書店）、『六十代と七十代 心と体の整え方』（バジリコ）、『70代で死ぬ人、80代でも元気な人』（マガジンハウス新書）、『60歳からはやりたい放題』（扶桑社新書）、『老いが怖くなくなる本』（小学館新書）など著書多数。

STAFF
編集協力　高橋 明
デザイン　田中俊輔
イラスト　瀬川尚志
校正　西進社

60歳すぎたら 血圧は下げなくていい

2024年１月10日　第１刷発行
2024年４月10日　第２刷発行

著者　和田秀樹
発行者　永岡純一
株式会社永岡書店
〒176-8518　東京都練馬区豊玉上1-7-14
代表☎03(3992)5155　編集☎03(3992)7191
DTP　センターメディア
印刷　精文堂印刷
製本　コモンズデザイン・ネットワーク

ISBN978-4-522-44129-9　C0077